# CHOLÉRA-MORBUS

### ARRONDISSEMENT DE PARIS

PENDANT LES MOIS

MAI, JUIN, JUILLET ET AOUT 183.

DE VACHERON

PARIS

PLACE DE L'ÉCOLE DE MÉDECINE, N° 4

JUSTE ROUVIER

ex dono acquisitore

# STATISTIQUE MÉDICALE

### DE LA MORTALITÉ

# DU CHOLÉRA - MORBUS

##### DANS

## LE XIᵉ ARRONDISSEMENT DE PARIS.

Des exemplaires de cette Statistique médicale sont déposés à la Mairie du XIᵉ arrondissement, rue Garencière, nᵒ 10, où ils se vendent au profit des orphelins des cholériques.

IMPRIMÉ CHEZ PAUL RENOUARD,

RUE GARENCIÈRE, Nᵒ 5.

# STATISTIQUE MÉDICALE

## DE LA MORTALITÉ

# DU CHOLÉRA-MORBUS

## DANS LE XIe ARRONDISSEMENT DE PARIS,

PENDANT LES MOIS

D'AVRIL, MAI, JUIN, JUILLET ET AOUT 1832;

OU

## DOCUMENS ET OBSERVATIONS HYGIÉNIQUES

DEVANT SERVIR A L'ÉTUDE DE CETTE ÉPIDÉMIE :

### PAR LE Dr TACHERON,

MEMBRE ET SECRÉTAIRE-RAPPORTEUR DE LA COMMISSION SANITAIRE
DU LUXEMBOURG, MÉDECIN HONORAIRE DU BUREAU DE BIENFAISANCE, CHIRURGIEN
AIDE - MAJOR DU 3e BATAILLON DE LA XIe LÉGION, UN DES
MÉDECINS CHARGÉS DE LA VÉRIFICATION LÉGALE DES DÉCÈS
DANS LE XIe ARRONDISSEMENT.

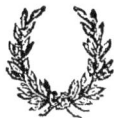

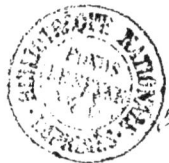

## PARIS.

### BÉCHET JEUNE, LIBRAIRE,

PLACE DE L'ÉCOLE-DE-MÉDECINE, 4;

JUSTE ROUVIER, RUE DE L'ÉCOLE-DE-MÉDECINE, 8.

## 1832.

A Messieurs

les Maire et Adjoints

du onzième arrondissement,

Hommage de reconnaissance.

C. F. TACHERON.

## ERRATA.

Page 3 , ligne 16 : Maçons , *lisez* Mâcon.

Page 11, tableau de la *Mortalité des maisons*, dans la colonne des totaux, ainsi qu'il suit :

|  | 206 | 206 |
|---|---|---|
| *au lieu de* 41, *lisez* | 82 |
|  | 18 | 54 |
|  | 4 | 16 |
|  | 4 | 20 |
|  | 1 | 6 |
|  | 274 | 384 |

# PRÉFACE.

---

Lors de l'apparition du choléra-morbus à Paris, nous conçûmes le projet de rassembler tous les matériaux nécessaires pour arriver à une connaissance parfaite des progrès de l'épidémie dans les diverses classes de la société, et faire part ensuite du résultat de ces recherches à l'autorité appelée à en connaître; notre position de médecin chargé de la vérification légale des décès, dans le quartier du Luxembourg, nous a mis à même de nous procurer les documens les plus complets sur les ravages qu'a exercés cette terrible maladie dans le XI<sup>e</sup> arrondissement.

Les progrès toujours croissans de l'épidémie et sa longue durée, nous ont long-temps arrêté dans la publication des tableaux statistiques que nous possédions sur les circonstances antérieures et les complications qui avaient accompagné ou précédé chaque décès; mais les erreurs graves auxquelles peuvent donner lieu quelques histoires inexactes de cette maladie, publiées récemment, nous ont fait un devoir de hâter notre travail et présenter une prompte réfutation appuyée sur des pièces officielles et administratives. (1)

---

(1) MM. les maire et adjoints du XI<sup>e</sup> arrondissement, ayant appris que nous nous occupions de la rédaction d'un résumé complet des décès, tant à domicile que dans les hôpitaux, où, en regard de chaque nom, nous consignions des observations sur l'aisance ou la pauvreté, les habitudes hygiéniques et les circonstances qui avaient précédé la mort de chaque décédé, observations faites sur les lieux mêmes ou puisées dans une connaissance parfaite que nous avions du personnel du quartier, nous ont chargé d'étendre notre travail à tout l'arrondissement.

La plupart des tableaux (1) statistiques insérés au
précis historique des importans travaux des divers
membres de la commission sanitaire du Luxembourg,
publiés dernièrement par M. Boulay de la Meurthe,
président de cette commission, faisaient partie des
documens, tous relatifs à la médecine, rassemblés
par nous, et que nous lui avions communiqués à la
fin du mois de juin dernier; ce recueil, alors incom-
plet, ne comportait que les cinq premières semaines
de l'épidémie; aujourd'hui notre statistique médicale
comprenant les quatre derniers mois que nous venons de parcourir, nous la livrons à l'impression
comme le complément de nos documens statistiques
sur la mortalité dans le XI$^e$ arrondissement.

C'est un véritable bonheur pour nous de témoigner toute notre gratitude à M. Trébuchet, chef du
bureau sanitaire à la préfecture de police, pour le zèle
et l'empressement qu'il a mis à nous fournir les renseignemens sur les décès arrivés dans les hôpitaux.

Nous devons également faire connaître que la
belle institution des commissions sanitaires dans la
ville de Paris, a été provoquée sur un rapport spécial adressé à M. le préfet de police Vivien, par
M. Wauthy, commissaire de police du quartier de la
Sorbonne; rapport établi d'après les documens fournis par notre honorable confrère le docteur Petit
(Hippolyte), médecin du dispensaire à la préfecture
de police, sur l'utilité et les avantages immenses que
devait retirer l'administration de leur organisation.

---

(1) Consulter l'ouvrage de M. Boulay de la Meurthe, sur le choléra-
morbus, aux pages 68, 69, 70, 71 et suivantes; les tableaux statistiques
n$^{os}$ I, II, III, VI.

# STATISTIQUE

## MÉDICALE

DE

# LA MORTALITÉ DU CHOLÉRA-MORBUS

## DANS LE XIᵉ ARRONDISSEMENT.

MESSIEURS,

Vous nous avez fait l'honneur de nous demander un rapport statistique sur la mortalité du onzième arrondissement pendant l'invasion du choléra-morbus.

Pris au dépourvu, nous n'avons pu rassembler tous les documens nécessaires, et la brièveté du temps ne nous a permis d'y suppléer que d'une manière imparfaite ; nous avons dû cependant mettre tout amour-propre de côté pour remplir un devoir, surtout quand l'accomplissement de ce devoir pouvait tourner à l'avantage de l'humanité, et procurer à l'administration des renseignemens utiles pour l'hygiène et la santé publique. Ces motifs nous font espérer que vous nous écouterez avec une bienveillante indulgence.

Pour apprécier convenablement l'influence des localités sur la santé des habitans, et sur le développement plus ou moins marqué de la mortalité dans les différentes classes

I

de la société pendant l'invasion du choléra-morbus, il nous a paru utile de vous offrir un résumé succinct de la topographie de notre arrondissement.

Déjà vous avez recueilli les utiles et précieux travaux des commissions sanitaires des quatre quartiers du onzième arrondissement. L'importance et le nombre de ces travaux, faits immédiatement après leur installation, ont dignement rempli la mission qui leur était confiée. Les améliorations sanitaires déjà obtenues, que nous vous avions signalées dans divers rapports urgens, nous sont un sûr garant que nous obtiendrons celles qui n'ont point encore été exécutées.

Le onzième arrondissement, placé à l'est du dixième, occupe directement au sud-ouest et au sud du centre de la ville tout l'intervalle compris entre les rues Vaugirard, Cherche-Midi, du Four, Boucheries et Dauphine, du côté de l'ouest ; celle Barillerie, quai Saint-Michel, rues Saint-Jacques, d'Enfer et d'Est, du côté opposé : ce qui forme les quartiers du Luxembourg, de l'École-de-Médecine, de la Sorbonne et du Palais-de-Justice.

Ce dernier quartier, qui formait autrefois la division du Pont-Neuf, est le moins étendu des quatre. Il est compris dans la Cité, dont il forme la partie occidentale. D'ailleurs il est sain et bien aéré ; mais il n'est que faiblement peuplé. Des établissemens publics, tels que le Palais-de-Justice, la Préfecture de police, la Cour-des-Comptes, l'État-Major des sapeurs-pompiers, l'occupent en grande partie. Il est particulièrement habité par des ouvriers en métaux, des bijoutiers, des orfèvres, des graveurs et des opticiens.

Les trois autres quartiers sont très peuplés, mais généralement mal bâtis. Ils forment une espèce d'amphithéâtre exposé au nord et au nord-est. Toute la partie comprise entre les quais, les rues de l'École-de-Médecine et des

Mathurins, doit son humidité aux causes de localités suivantes :

1° A son peu d'élévation au-dessus du niveau des eaux
de la Seine ;

2° A la direction vicieuse de la plupart des rues, qui
marchent de l'est à l'ouest ;

3° A l'étroitesse de ces dernières et à la hauteur prodi-
gieuse des maisons, dont la construction est en général
fort ancienne, et laisse beaucoup à desirer sous le rapport
de la salubrité.

Parmi ces rues étroites et malpropres, nous remarquons
surtout celles qui font communiquer la rue Hautefeuille
avec celle de la Harpe, et cette dernière à celle Saint-
Jacques ; comme celles de la Huchette, de l'Hirondelle,
Percée, Poupée, de la Parcheminerie, du Foin, puis celles
Maçons et Boutebrie, qui n'offrent pas moins les mêmes
inconvéniens, quoique ayant une direction contraire à
celle des précédentes.

La masse des maisons qui avoisinent Saint-Sulpice, particulièrement du côté de la Seine, forme aussi un assez
grand nombre de rues malpropres et peu éclairées, où
la mortalité a fait beaucoup de ravages ; ce sont principalement la rue du Four qui a trop peu de pente, et toutes
celles qui en partent, quelle que soit d'ailleurs leur direction.

Ce quartier se ressent néanmoins déjà des avantages et
des agrémens qu'on était en droit d'attendre du nouveau
mode de construction régulière, adopté pour les marchés
publics, de leur exposition sur des lieux élevés et dans des
places qui permettent à l'air de se renouveler librement.

Enfin le quartier du Luxembourg et la partie de ce
quartier qui, sous l'ancien nom de faubourg Saint-Michel,
va gagner les limites extérieures de la ville, diffèrent es-
sentiellement de toutes les autres parties que nous venons
d'examiner ; leur exposition sur un emplacement décou-

vert et élevé, à la proximité de la campagne et d'une promenade magnifique, est des plus avantageuses. Ce quartier est celui dans lequel nous trouvons une plus grande étendue de terrein inhabité ; car indépendamment de nombreux jardins, nous apercevons près des boulevards du Mont-Parnasse, des jardins maraîchers, des champs renfermés dans l'enceinte de la ville.

La partie supérieure de la rue de Vaugirard, située hors boulevard, qui s'avance jusqu'à la barrière des Fourneaux, est la moins salubre ; la voie publique y est toujours en très mauvais état, les eaux ménagères et pluviales sont stagnantes et croupies dans des ruisseaux infects ; aussi malgré sa situation topographique la plus avantageuse, la mortalité y fait-elle, même en temps ordinaire, des ravages, à plus forte raison, pendant une épidémie.

Les quartiers de l'Ecole-de-Médecine et de la Sorbonne, contiennent un très grand nombre de maisons garnies, occupées par les étudians des différentes facultés, indépendamment d'une grande partie de marchands détaillans, de libraires, d'imprimeurs et de graveurs à l'eau-forte.

Paris se trouvant partagé en raison de l'administration publique en douze arrondissemens eux-mêmes formés par quatre quartiers, nous avons pensé qu'il était nécessaire d'entrer dans ces détails de statistique sur notre arrondissement qui forme à lui seul, pour ainsi dire, une ville distincte, offrant des différences notables soit par rapport à son sol, à son exposition, à sa salubrité, à sa population, à sa mortalité, aux classes variées de ses habitans, aux occupations auxquelles ils se livrent, à leur genre de vie, à leur état de richesse, d'aisance ou de misère, et aux établissemens et bâtimens publics ou particuliers existans dans chaque quartier.

La population du XIe arrondissement se trouve répartie ainsi qu'il suit :

Dans le quartier du Luxembourg. . .' . 20,381

Dans le quartier de l'Ecole-de-Médecine. . 15,553

Dans le quartier de la Sorbonne. . . . 11,702

Dans le quartier du Palais-de-Justice. . . 3,000

Total de la population. . . . . . . 50,636 (1)

---

(1) Le recensement officiel de 1831 donne une population un peu plus élevée que celle indiquée ici, 51,987 ; mais cette différence, répartie dans chaque quartier entre ce chiffre et le nôtre, provient de vérifications nouvelles faites par nous, et établissant une diminution assez notable de la population, par suite de l'émigration lors de l'invasion du choléra-morbus à Paris.

# QUARTIER

# DU LUXEMBOURG.

*Tableau statistique de la mortalité dans le quartier du Luxembourg pendant le mois d'avril 1832.*

| ETAT CIVIL. | Population. | Décès à domicile. | Décès aux hôpitaux. | Total des décès. | PROPORTION. |
|---|---|---|---|---|---|
| Garçons..... | 5856 | 40 | » | 40 | $6\frac{83}{100}$ par 1000. |
| Hommes.... | 3865 | 81 | 24 | 105 | $27\frac{39}{100}$ par 1000. |
| Veufs...... | 402 | 11 | » | 11 | $2\frac{67}{100}$ par 100. |
| Filles...... | 4573 | 65 | » | 65 | $14\frac{21}{100}$ par 1000. |
| Femmes.... | 4023 | 65 | 41 | 106 | $26\frac{34}{100}$ par 1000. |
| Veuves..... | 1660 | 57 | » | 57 | $3\frac{43}{100}$ par 100. |
| Sexe masculin. | 10123 | 132 | 24 | 156 | $15\frac{41}{100}$ par 1000. |
| Sexe féminin.. | 10258 | 187 | 41 | 228 | $22\frac{22}{100}$ par 1000. |
| Total général.. | 20381 | 319 | 65 | 384 | $18\frac{89}{100}$ par 1000. |
| Décès non cholériques........ | | | | 63 | |
| Total général des décès en avril... | | | | 447 | |

Dans le relevé des décès des hôpitaux qui nous a été envoyé, on n'a point fait de distinction entre les garçons, les hommes mariés, les veufs, les filles, les femmes mariées et les veuves.

*Tableau de la mortalité des âges dans le quartier du Luxembourg, pendant le mois d'avril.*

| ÉTAT CIVIL. | D'un an à 5 ans. | De 5 à 10 ans. | De 10 à 15 ans. | De 15 à 20 ans. | De 20 à 25 ans. | De 25 à 30 ans. | De 30 à 35 ans. | De 35 à 40 ans. | De 40 à 45 ans. | De 45 à 50 ans. | De 50 à 55 ans. | De 55 à 60 ans. | De 60 à 65 ans. | De 65 à 70 ans. | De 70 à 75 ans. | De 75 à 80 ans. | De 80 à 85 ans. | TOTAL. |
|---|---|---|---|---|---|---|---|---|---|---|---|---|---|---|---|---|---|---|
| Garçons.... | 14 | 6 | 3 | » | » | 3 | 3 | 5 | 1 | » | » | » | 1 | 2 | 2 | » | » | 40 |
| Hommes.... | » | » | » | » | 1 | 3 | 12 | 4 | 12 | 5 | 10 | 9 | 8 | 11 | 6 | 1 | » | 81 |
| Veufs..... | » | » | » | » | » | » | » | » | » | 1 | » | 2 | 2 | 1 | 3 | 2 | » | 11 |
| Filles..... | 27 | 5 | 4 | 3 | 3 | 4 | 3 | 1 | 3 | » | » | 1 | 2 | 3 | 6 | » | » | 65 |
| Femmes.... | » | » | » | » | 2 | 2 | 8 | 6 | 6 | 10 | 6 | 6 | 9 | 4 | 5 | 1 | » | 65 |
| Veuves..... | » | » | » | » | » | » | » | » | 1 | » | 3 | 10 | 9 | 10 | 13 | 5 | 6 | 57 |
| Résumé.... | 41 | 11 | 7 | 3 | 6 | 12 | 26 | 16 | 23 | 16 | 19 | 28 | 31 | 31 | 35 | 9 | 6 | 319 |
| HÔPITAUX : Sexe masculin. | » | » | » | » | 1 | » | 3 | 3 | 2 | 5 | 3 | 2 | 2 | 1 | 1 | 1 | » | 24 |
| Sexe féminin.. | » | » | » | 2 | 1 | 3 | 1 | 3 | 5 | 4 | 4 | 2 | 2 | 8 | 4 | 2 | » | 41 |
| Total général. | 41 | 11 | 7 | 5 | 8 | 15 | 30 | 22 | 30 | 25 | 26 | 32 | 35 | 40 | 40 | 12 | 6 | 384 |

Dans le mois de mai, la mortalité chez les cholériques a été très faible; sur 13 décès, nous en comptons 3 appartenant au sexe masculin, et 10 au sexe féminin, répartis dans l'ordre suivant :

### MAI, 13 DÉCÈS.

| *Sexe féminin.* | | *Sexe masculin.* | |
|---|---|---|---|
| De 15 ans à 20 ans.... | 1 | De 00 ans à 5 ans..... | 2 |
| De 60    à 65 ans.... | 1 | De 15    à 20 ans.... | 1 |
| De 75    à 80 ans.... | 1 | De 25    à 30 ans.... | 1 |
| Total...... | 3 | De 35    à 40 ans.... | 2 |
| | | De 40    à 45 ans.... | 2 |
| | | De 75    à 80 ans.... | 2 |
| | | Total....... | 10 |

Dans ces 13 décès, 4 se trouvent appartenir à l'enfance, divisés comme il résulte :

L'un de 3 mois, le deuxième de 27 mois ; et les deux derniers de 15 ans.

Les autres décès se trouvent classés dans l'âge mûr.

En juin, la mortalité a été plus élevée que dans le mois de mai, comme il suit :

### 39 DÉCÈS.

| *Sexe masculin.* | | | *Sexe féminin.* | | |
|---|---|---|---|---|---|
| De 00 ans à 5 ans. | . . | 3 | De 00 ans à 5 ans. | . . . | 2 |
| De 5 | à 10 ans. | 1 | De 20 | à 25 ans. . . . | 1 |
| De 10 | à 15 ans. | 1 | De 25 | à 30 ans. . . . | 3 |
| De 35 | à 40 ans. | 2 | De 30 | à 35 ans. . . . | 1 |
| De 40 | à 45 ans. | 2 | De 35 | à 40 ans. . . . | 1 |
| De 55 | à 60 ans. | 4 | De 40 | à 45 ans. . . . | 2 |
| De 60 | à 65 ans. | 2 | De 45 | à 50 ans. . . . | 1 |
| De 65 | à 70 ans | 2 | De 55 | à 60 ans. . . . | 2 |
| De 80 | à 85 ans. | 1 | De 60 | à 65 ans. . . . | 4 |
| Total. | . . . . . | 18 | De 65 | à 70 ans. . . . | 3 |
| | | | De 75 | à 80 ans. . . . | 1 |
| | | | Total. | . . . . . . | 21 |

La première enfance dans l'un et l'autre sexe figure également pour 12 décès sur 39 répartis entre les âges suivans : 7 jours, 17 jours, 10 mois, 12 mois, 19 mois, 20 mois, 2 ans, 29 mois, 4 ans, 6 ans, 12 ans et 13 ans.

En juillet, l'augmentation a été encore plus sensible.

### 46 DÉCÈS.

| *Sexe masculin.* | | | *Sexe féminin.* | | |
|---|---|---|---|---|---|
| De 00 ans à 5 ans. | . . | 5 | De 00 ans à 5 ans. | . . . | 4 |
| De 5 | à 10 ans. | 1 | De 15 | à 20 ans. . . . | 2 |
| De 10 | à 15 ans. | 1 | De 20 | à 25 ans. . . . | 1 |
| De 20 | à 25 ans. | 2 | De 25 | à 30 ans. . . . | 2 |
| De 30 | à 35 ans. | 1 | De 30 | à 35 ans. . . . | 1 |
| De 35 | à 40 ans. | 2 | De 35 | à 40 ans. . . . | 2 |
| De 40 | à 45 ans. | 2 | De 50 | à 55 ans. . . . | 2 |
| De 50 | à 55 ans. | 3 | De 55 | à 60 ans. . . . | 1 |
| De 55 | à 60 ans. | 2 | De 60 | à 65 ans. . . . | 1 |
| De 60 | à 65 ans. | 2 | De 65 | à 70 ans. . . . | 3 |
| De 75 | à 80 ans. | 3 | De 70 | à 75 ans. . . . | 2 |
| De 80 | à 85 ans. | 1 | Total. | . . . . . | 21 |
| Total. | . . . . . | 25 | | | |

La même observation s'applique à la première enfance, comme en juin : sur 46 décès 11 appartiennent à cet âge, divisés ainsi qu'il suit : 3 jours, 13 jours, 10 mois, 12 mois, 19 mois, 20 mois, 2 ans, 29 mois, 4 ans, 6 ans, 11 ans.

Nous examinerons plus tard l'ensemble de la mortalité considérée dans les autres périodes de la vie.

En mai 1832, les décès non cholériques
ont été de. . . . . . . . 44
En juin, de. . . . . . . 39
En juillet, de . . . . . . 48
————
131 décès.

Comparés aux décès observés en 1831, dans les mêmes mois : nous observons les différences suivantes.

En mai 1831. . . . . . . 52
Juin. . . . . . . . 44
Juillet. . . . . . . 51
————
147 décès.

Si nous examinons la mortalité dans les mois de mai, juin et juillet, nous trouvons que les rues déjà maltraitées en avril, l'ont également été dans la récrudescence de juin et juillet : Les rues du Four et Vaugirard comptent chacune 10 décès, la rue des Cannettes 9; la rue du Vieux-Colombier 6; les rues Servandoni, de Tournon, chacune 5; les rues Princesse, Mont-Parnasse, Petit-Lion, Notre-Dame-des-Champs, et Pot-de-Fer, chacune 4 décès. Celles Cassette et Ouest, chacune 3 décès; les rues Guisarde, du Gindre, Neuve-Guillemain, Cœur-Volant, des Boucheries, place Saint-Sulpice et boulevard Mont-Parnasse, chacune 2 décès.

Les rues Palatine, Petit-Bourbon, Condé, Mabillon, Férou, Carpentier, Cherche-Midi, Fleurus, Vavin et des Fourneaux, chacune 1 décès.

Les rues du Regard, Garancière, Neuve-Madame, Clé-

ment, Montfaucon, Félibien, Toutain, place de l'Obser-
vatoire, rue Lafitte, avenue Vavin, Chemins de ronde de la
barrière d'Enfer, du Mont-Parnasse, des Fourneaux, du
Maine, passage Laurette, petite ruelle de la Campagne,
rue Jean-Bart, Duguay-Trouin, ne comptent pas de décès.

*Tableau de la mortalité, considérée rue par rue,
dans le quartier du Luxembourg, pendant le mois
d'avril.*

| NOMS DES RUES. | Popula-tion. | Nombre des numéros des maisons. | Maisons atteintes par l'épidé-mie. | Décès à domi-cile. | Décès aux hô-pitaux. | Total des décès. | PROPORTION. |
|---|---|---|---|---|---|---|---|
| Vaugirard (1). . . | 2035 | 103 | 20 | 30 | 1 | 31 | $15\frac{233}{1000}$ p. 1000 |
| Princesse. . . . | 478 | 19 | 12 | 22 | 3 | 25 | $5\frac{23}{100}$ p. 100 |
| Cannettes. . . . | 909 | 28 | 13 | 12 | 12 | 24 | $2\frac{640}{1000}$ id. |
| Cassette. . . . . | 358 | 39 | 16 | 21 | 1 | 22 | $6\frac{1}{10}$ id. |
| Guisarde. . . . | 602 | 22 | 11 | 17 | 2 | 21 | $3\frac{48}{100}$ id. |
| Du Four, num. imp. | 1372 | 41 | 12 | 17 | 3 | 20 | $1\frac{46}{104}$ id. |
| Neuve-Guillemain. . | 595 | 26 | 10 | 17 | 3 | 20 | $3\frac{36}{100}$ id. |
| Vieux-Colombier. . | 1395 | 36 | 7 | 12 | 7 | 19 | $1\frac{36}{100}$ id. |
| Boul. Mont-Parnasse. | 613 | 52 | 7 | 14 | 1 | 18 | $2\frac{93}{000}$ id. |
| Boucheries, n. imp. | 796 | 32 | 13 | 16 | 1 | 17 | $2\frac{13}{100}$ id. |
| Notre-Dame-des-Cb.. | 950 | 65 | 7 | 12 | 2 | 14 | $1\frac{47}{100}$ id. |
| Fourneaux. . . . | 258 | 23 | 5 | 7 | 5 | 12 | $4\frac{65}{100}$ id. |
| Gindre. . . . | 292 | 10 | 6 | 10 | 2 | 12 | $4\frac{46}{100}$ id. |
| Chercb.-Midi,n. imp. | 622 | 19 | 7 | 12 | » | 12 | $1\frac{92}{100}$ id. |
| Cœur-Volant. . . | 426 | 17 | 6 | 8 | 4 | 12 | $2\frac{81}{100}$ id. |
| Petit-Bourbon. . . | 381 | 16 | 6 | 6 | 1 | 7 | $1\frac{83}{100}$ id. |
| Tournon. . . . . | 1226 | 28 | 7 | 5 | 2 | 7 | $5\frac{71}{100}$ p. 1000 |
| Mézière. . . . . | 165 | 10 | 6 | 7 | » | 7 | $4\frac{6}{100}$ p. 100 |
| Honoré-Chevalier. . | 87 | 11 | 4 | 6 | » | 6 | » |
| Quatre-Vents. . . | 294 | 21 | 6 | 5 | 1 | 6 | $2\frac{4}{100}$ id. |
| Servandoni. . . . | 558 | 31 | 6 | 5 | 1 | 6 | $1\frac{7}{100}$ id. |
| Et butte M.-Parnasse. | 571 | 25 | 5 | 5 | 1 | 6 | $1\frac{5}{100}$ id. |
| Pot-de-Fer. . . . | 452 | 14 | 8 | 5 | » | 5 | $1\frac{10}{100}$ id. |
| Place Saint-Sulpice. | 317 | 6 | 2 | 4 | 1 | 5 | $1\frac{57}{100}$ id. |
| Condé, num. pairs.. | 204 | 16 | 4 | 5 | » | 5 | $1\frac{96}{100}$ id. |

(1) Numéros impairs jusqu'à la barrière, et numéros pairs de 24 à 84.

| NOMS DES RUES. | Population. | Nombre des numéros des maisons. | Maisons atteintes par l'épidémie. | Décès à domicile. | Décès aux hôpitaux. | Total des décès. | PROPORTION. |
|---|---|---|---|---|---|---|---|
| Boulevard d'Enfer. | 95 | 11 | 2 | 4 | » | 4 | » |
| D'Assas. | 461 | 19 | 4 | 4 | » | 4 | 0 $\frac{86}{100}$ p. 100 |
| Fleurus. | 271 | 19 | 4 | 4 | » | 4 | 1 $\frac{47}{100}$ id. |
| Vavin. | 53 | 12 | 2 | 4 | » | 4 | » |
| Carpentier. | 77 | 7 | 2 | 3 | » | 3 | » |
| Ouest. | 350 | 38 | 2 | 3 | » | 3 | 0 $\frac{85}{100}$ id. |
| Petit-Lyon. | 287 | 19 | 3 | 2 | 1 | 3 | 1 $\frac{64}{100}$ id. |
| Impas. des Q.-Vents. | 61 | 3 | 2 | 2 | 1 | 3 | » |
| Madame. | 109 | 15 | 3 | 1 | 2 | 3 | 2 $\frac{50}{100}$ id. |
| Canivet. | 74 | 5 | 2 | 2 | » | 2 | » |
| Férou. | 147 | 9 | 2 | 1 | 1 | 2 | 1 $\frac{36}{100}$ id. |
| Impasse Férou. | 52 | 5 | 2 | 1 | 1 | 2 | » |
| De Seine (1). | 398 | 15 | 2 | 2 | » | 2 | 0 $\frac{50}{100}$ id. |
| Beurrière (2). | 73 | 13 | 1 | 2 | » | 2 | » |
| Chevreuse. | 53 | 3 | 1 | 1 | » | 1 | » |
| Stanislas (nouvel. r.). | 30 | 10 | 1 | 1 | » | 1 | » |
| Palatine. | 58 | 3 | 1 | 1 | » | 1 | » |
| Mabillon. | 129 | 8 | 1 | 1 | » | 1 | 0 $\frac{78}{100}$ id. |
| Chaussée-du-Maine. | 102 | 6 | 1 | 1 | » | 1 | 0 $\frac{98}{100}$ id. |
| Carr. de l'Odéon, n.p. | 158 | 8 | 1 | » | 1 | 1 | 0 $\frac{63}{100}$ id. |

(1) Numéros pairs du 62 au 70, et numéros impairs du 85 au 101.
(2) La plupart des numéros forment double emploi avec ceux de la rue Neuve-Guillemain.

*Tableau du chiffre de la mortalité dans les maisons du quartier du Luxembourg, pendant le mois d'avril.*

| DEGRÉ D'ÉLÉVATION DE LA MORTALITÉ dans chaque maison. | DÉCÈS à domicile. | DÉCÈS aux hôpitaux. | TOTAL des maisons atteintes. |
|---|---|---|---|
| Maisons à 1 décès. | 168 | 38 | 206 |
| Maisons à 2 décès. | 35 | 6 | 41 |
| Maisons à 3 décès. | 16 | 2 | 18 |
| Maisons à 4 décès. | 3 | 1 | 4 |
| Maisons à 5 décès. | 3 | 1 | 4 |
| Maisons à 6 décès. | 1 | » | 1 |
| Décès. | 319 | 65 | » |
| Total des maisons atteintes. | | | 274 |

Dans les mois de mai, juin et juillet, la mortalité s'est

répartie ainsi qu'il suit dans le chiffre d'élévation des maisons.

Maisons à 1 décès. . . . . . 66.

Maisons à 2 décès. . . . . . 11

Total des maisons . . . . . 77

Total des décès. . . . . . 88

## Tableau de la mortalité dans les différentes professions.

| NATURE des professions. | DÉCÈS à domicile. | DÉCÈS aux hôpitaux. | TOTAL. |
|---|---|---|---|
| Journaliers . . . . . . . . . . | 42 | 22 | 64 |
| Couturières. . . . . . . . . | 30 | 20 | 50 |
| Portiers. . . . . . . . . . | 27 | 2 | 29 |
| Petites rentières. . . . . . . | 21 | » | 21 |
| Domestiques femelles. . . . . . | 15 | 3 | 18 |
| Marchandes du marché St.-Germain. | 13 | 1 | 14 |
| Sapeurs. . . . . . . . . . | 7 | 7 | 14 |
| Peintres. . . . . . . . . . | 11 | » | 11 |
| Professeurs. . . . . . . . . | 11 | » | 11 |
| Cordonniers. . . . . . . . . | 10 | 2 | 12 |
| Propriétaires. . . . . . . . | 7 | » | 7 |
| Blanchisseuses. . . . . . . . | 7 | » | 7 |
| Menuisiers. . . . . . . . . | 7 | » | 7 |
| Serruriers. . . . . . . . . | 7 | 1 | 8 |
| Maçons. . . . . . . . . . | 7 | 1 | 8 |
| Tailleurs. . . . . . . . . | 6 | » | 6 |
| Imprimeurs. . . . . . . . . | 7 | 1 | 8 |
| Rentiers. . . . . . . . . . | 5 | » | 5 |
| Architectes. . . . . . . . | 4 | » | 4 |
| Domestiques mâles. . . . . . | 4 | 3 | 4 |
| Musiciens. . . . . . . . . | 1 | 2 | 4 |
| Garde-malades. . . . . . . | 1 | » | 3 |
| Cuisiniers. . . . . . . . . | » | 3 | 3 |
| Chiffonniers. . . . . . . . | » | 2 | 2 |
| Perruquiers. . . . . . . . | 2 | » | 2 |
| Marchands de meubles. . . . | 2 | » | 2 |
| Fumistes. . . . . . . . . | 2 | » | 2 |
| Frotteurs. . . . . . . . . | 2 | » | 2 |
| Artistes. . . . . . . . . | 2 | » | 2 |
| Corroyeurs. . . . . . . . | 2 | » | 2 |
| Nourrisseurs. . . . . . . . | 2 | » | 2 |
| Charoutiers. . . . . . . . | 2 | » | 2 |
| Ecclésiastique. . . . . . . | 1 | » | 1 |
| Médecin. . . . . . . . . | 1 | » | 1 |
| Individus sans profession, comme chez les enfans. . . . . . | 51 | • | 51 |
| TOTAUX. . . . | 319 | 65 | 384 |

Si nous examinons les professions qui ont été atteintes par la mortalité pendant les mois de mai, juin et juillet suivans, nous trouvons une différence assez notable dans la récrudescence de juin et juillet, comme il résulte de l'analyse suivante :

Propriétaires. . . . 14 ⎫
Rentières . . . . . 8 ⎬ classe aisée : 34
Employés . . . . 8 ⎪
Capitaines retraités. . 4 ⎭
Couturières. . . . 10 ⎫ classe pauvre : 16
Portières. . . . . 6 ⎭

Les autres décès ont porté sur un très petit nombre de professions ouvrières; nous remarquons dans les décès qui appartiennent à la classe aisée de la société, un pair de France, un vice-président de première instance, un homme de lettres et deux étudians en droit; ce qui prouve que dans cette récrudescence, cette classe a été un peu plus maltraitée que la classe ouvrière.

*Tableau de la terminaison plus ou moins prompte du choléra-morbus pendant le mois d'avril.*

| PERSONNES décédées dans la 1re journée. | PERSONNES décédées dans la 2e journée. | PERSONNES décédées dans la 3e journée. | PERSONNES décédées dans la 4e journée. | PERSONNES décédées dans la 5e journée. | PERSONNES décédées dans la 6e journée. | PERSONNES décédées dans la 7e journée. | PERSONNES décédées dans la 8e journée. | TOTAL des décès. |
|---|---|---|---|---|---|---|---|---|
| 71 | 120 | 50 | 23 | 22 | 19 | 10 | 4 | 319 |

Nous n'avons pu joindre à ce tableau les décès des hôpitaux, attendu que, dans les renseignemens fournis, il n'a été fait aucune désignation de la durée de la maladie.

*Tableau de la progression de la mortalité, jour par jour, pendant le mois d'avril.*

| DATES du mois d'avril. | DÉCÈS à domicile. | DÉCÈS aux hôpitaux. | TOTAL. | JOURS de la semaine. |
|---|---|---|---|---|
| Le 2 avril. | 2 | » | 2 | Lundi. |
| Le 3 | 3 | » | 3 | Mardi. |
| Le 4 | 7 | » | 7 | Mercredi. |
| Le 5 | 12 | » | 12 | Jeudi. |
| Le 6 | 7 | » | 7 | Vendredi. |
| Le 7 | 19 | » | 19 | Samedi. |
| Le 8 | 17 | » | 17 | Dimanche. |
| Le 9 | 17 | 17 | 34 | Lundi. |
| Le 10 | 26 | 14 | 40 | Mardi. |
| Le 11 | 27 | » | 27 | Mercredi. |
| Le 12 | 23 | 10 | 33 | Jeudi. |
| Le 13 | 20 | 5 | 25 | Vendredi. |
| Le 14 | 14 | 6 | 20 | Samedi. |
| Le 15 | 9 | 3 | 12 | Dimanche. |
| Le 16 | 13 | 2 | 15 | Lundi. |
| Le 17 | 12 | 2 | 14 | Mardi. |
| Le 18 | 19 | 1 | 20 | Mercredi. |
| Le 19 | 6 | 1 | 7 | Jeudi. |
| Le 20 | 13 | 1 | 14 | Vendredi. |
| Le 21 | 10 | » | 10 | Samedi. |
| Le 22 | 2 | » | 2 | Dimanche. |
| Le 23 | 11 | 2 | 13 | Lundi. |
| Le 24 | 8 | 1 | 9 | Mardi. |
| Le 25 | 3 | » | 3 | Mercredi. |
| Le 26 | 3 | » | 3 | Jeudi. |
| Le 27 | 4 | » | 4 | Vendredi. |
| Le 28 | 7 | » | 7 | Samedi. |
| Le 29 | 1 | » | 1 | Dimanche. |
| Le 30 | 4 | » | 4 | Lundi. |
| TOTAUX. | 319 | 65 | 384 | |

Dans les mois de mai, juin et juillet, la terminaison facheuse du choléra-morbus a présenté les résultats suivans:

Dans les 12 heures de l'invasion. 14 décès

Dans les 24 heures . . . . . 39

Dans les 48 heures . . . . . 9

Dans les 3 jours. . . . . . 11

Dans les 4 jours. . . . . . 7

Les autres décès n'ont eu lieu qu'après un temps plus éloigné, et encore dans ces circonstances le choléra-morbus se trouvait-il compliqué de diarrhée, d'entérite chronique, de catarrhe pulmonaire et de symptômes typhoïdes ; ces diverses complications se manifestaient les deuxième et troisième jours après l'invasion de l'épidémie régnante et souvent en même temps.

# QUARTIER

# DE L'ÉCOLE-DE-MÉDECINE.

*Tableau statistique de la mortalité dans le quartier de l'École-de-Médecine, pendant le mois d'avril.*

| ETAT CIVIL. | Population. | Décès à domicile. | Décès aux hôpitaux. | Total des décès. | PROPORTION. |
|---|---|---|---|---|---|
| Garçons. . . . | 4138 | 35 | » | 35 | $8 \frac{4}{10}$ par 1000. |
| Hommes. . . . | 3035 | 45 | 23 | 68 | $22 \frac{4}{10}$ id. |
| Veufs.. . . . . | 367 | 2 | » | 2 | $5 \frac{4}{10}$ id. |
| Filles. . . . . . | 3841 | 34 | » | 34 | $8 \frac{8}{10}$ id. |
| Femmes. . . . | 2973 | 58 | 32 | 90 | $30 \frac{3}{10}$ id. |
| Veuves. . . . . | 1199 | 26 | » | 26 | $22 \frac{6}{10}$ id. |
| Sexe masculin. | 7540 | 82 | 23 | 105 | $15 \frac{2}{10}$ id. |
| Sexe féminin. . | 8013 | 118 | 32 | 150 | $18 \frac{7}{10}$ id. |
| Total général.. | 15553 | 200 | 55 | 255 | $16 \frac{4}{10}$ id. |
| Décès non cholériques. . . . . . . | | | | 34 | |
| Total général des décès en avril. . . | | | | 289 | |

*Tableau de la mortalité des âges, dans le quartier de l'École-de-Médecine, pendant le mois d'avril.*

| ÉTAT CIVIL. | De 0 an à 5 ans. | De 5 à 10 ans. | De 10 à 15 ans. | De 15 à 20 ans. | De 20 à 25 ans. | De 25 à 30 ans. | De 30 à 35 ans. | De 35 à 40 ans. | De 40 à 45 ans. | De 45 à 50 ans. | De 50 à 55 ans. | De 55 à 60 ans. | De 60 à 65 ans. | De 65 à 70 ans. | De 70 à 75 ans. | De 75 à 80 ans. | De 80 à 85 ans. | TOTAL. |
|---|---|---|---|---|---|---|---|---|---|---|---|---|---|---|---|---|---|---|
| Garçons.... | 15 | 1 | 1 | 1 | 4 | 2 | 5 | » | 1 | 1 | » | 1 | 1 | » | ▪ | » | 2 | 35 |
| Hommes.... | » | » | » | » | » | 1 | 7 | 3 | 7 | 5 | 6 | 4 | 8 | 2 | 2 | » | » | 45 |
| Veufs..... | » | » | » | » | » | » | » | » | » | » | » | » | 1 | 1 | » | » | | 2 |
| Filles..... | 13 | 1 | 3 | 2 | 1 | 1 | 2 | » | 2 | » | 1 | 1 | 1 | 2 | 3 | 1 | » | 34 |
| Femmes.... | » | » | » | » | 3 | 8 | 5 | 6 | 6 | 10 | 7 | 2 | 2 | 1 | 4 | 2 | 2 | 58 |
| Veuves.... | » | » | » | » | » | » | » | » | 1 | 1 | 4 | 2 | 3 | 5 | 4 | 5 | 1 | 26 |
| Résumé.... | 28 | 2 | 4 | 3 | 8 | 12 | 19 | 9 | 17 | 17 | 18 | 10 | 15 | 11 | 14 | 8 | 5 | 200 |
| HÔPITAUX. | | | | | | | | | | | | | | | | | | |
| Sexe mascul. | » | » | » | » | 2 | » | 3 | » | 1 | 3 | 3 | 3 | 3 | 2 | 2 | 1 | » | 23 |
| Sexe féminin. | » | » | » | » | 1 | 6 | 1 | 2 | 3 | 6 | 3 | 2 | 3 | 2 | 2 | 1 | » | 32 |
| Total général. | 28 | 2 | 4 | 3 | 11 | 18 | 23 | 11 | 24 | 26 | 24 | 15 | 21 | 15 | 18 | 10 | 5 | 255 |

Dans les mois de mai, juin et juillet, la mortalité s'est sensiblement affaiblie, surtout en mai et dans le commencement de juin, pour reprendre ensuite un mouvement de récrudescence à la fin de juin et dans le mois de juillet.

Nous relatons ici ces différences, afin de juger de suite des proportions de la mortalité comparées avec celles du mois d'avril, époque de la plus grande intensité du choléra-morbus.

MAI, 14 DÉCÈS.

| *Sexe masculin.* | | | *Sexe féminin.* | | |
|---|---|---|---|---|---|
| De 00 ans à 5 ans. | . . | 3 | De 30 ans à 35 ans. | . . | 1 |
| De 25 à 30 ans. | . . | 1 | De 45 à 50 ans. | . . | 2 |
| De 45 à 50 ans. | . . | 1 | De 55 à 60 ans. | . . | 1 |
| De 60 à 65 ans. | . . | 2 | De 60 à 65 ans. | . . | 1 |
| Total. . . . . . | | 7 | De 65 à 70 ans. | . . | 2 |
| | | | Total. . . . . . | | 7 |

Sur les 14 décès, 3 appartiennent à la première enfance, l'un est un enfant mort-né, le deuxième de 3 mois,
et le troisième de 9 mois.

Les autres décès appartiennent à l'âge mûr.

### JUIN, 29 DÉCÈS.

| *Sexe masculin.* | | | *Sexe féminin.* | | |
|---|---|---|---|---|---|
| De 00 ans à 5 ans . . . | 2 | | De 00 ans à 5 ans. . . | 5 |
| De 20 à 25 ans . . . | 2 | | De 5 à 10 ans. . . | 1 |
| De 25 à 30 ans . . . | 1 | | De 15 à 20 ans. . . | 1 |
| De 35 à 40 ans . . . | 1 | | De 30 à 35 ans. . . | 2 |
| De 60 à 65 ans . . . | 2 | | De 35 à 40 ans. . . | 2 |
| De 75 à 80 ans . . . | 1 | | De 40 à 45 ans. . . | 1 |
| Total. . . . . . . | 9 | | De 50 à 55 ans. . . | 1 |
| | | | De 60 à 65 ans. . . | 2 |
| | | | De 65 à 70 ans. . . | 3 |
| | | | De 70 à 75 ans. . . | 2 |
| | | | Total. . . . . . . | 20 |

Sur 29 décès, l'enfance y figure pour 8 décès répartis
ainsi qu'il suit : 2 mois, 10 mois, 14 mois, 17 mois, 18
mois, 2 ans; 27 mois et 6 ans.

Les autres décès s'observent dans des âges beaucoup
plus avancés.

### JUILLET, 44 DÉCÈS.

| *Sexe masculin.* | | | *Sexe féminin.* | | |
|---|---|---|---|---|---|
| De 00 ans à 5 ans. . . | 7 | | De 00 ans à 5 ans. . . | 2 |
| De 5 à 10 ans. . . | 1 | | De 15 à 20 ans. . . | 1 |
| De 20 à 25 ans. . . | 2 | | De 20 à 25 ans. . . | 1 |
| De 25 à 30 ans. . . | 1 | | De 30 à 35 ans. . . | 2 |
| De 50 à 55 ans. . . | 1 | | De 35 à 40 ans. . . | 2 |
| De 65 à 70 ans. . . | 2 | | De 40 à 45 ans. . . | 1 |
| De 70 à 75 ans. . . | 1 | | De 45 à 50 ans. . . | 3 |
| De 75 à 80 ans. . . | 2 | | De 50 à 55 ans. . . | 4 |
| Total. . . . . . . | 17 | | De 55 à 60 ans. . . | 1 |
| | | | De 60 à 65 ans. . . | 5 |
| | | | De 65 à 70 ans. . . | 2 |
| | | | De 70 à 75 ans. . . | 1 |
| | | | Total. . . . . . . | 27 |

Sur 44 décès, nous comptons 10 décès dans la première
enfance, ainsi classés : 1 an, 13 mois, 15 mois, 22 mois,
2 ans, 3 ans et 6 ans. Les autres décès se trouvent divi-

sés depuis l'âge d'adolescence jusqu'à l'âge de décroissance.

Dans les mois de mai, juin et juillet 1832, les décès non cholériques se sont trouvés répartis ainsi qu'il résulte :

En avril. . . . . . . 34
En mai . . . . . . . 3o
En juin . . . . . . 34
En juillet . . . . . 18
Total. . . . . 116

Dans l'année 1831, la mortalité a été :

En avril de. . . . . . 15
En mai de . . . . . . 22
En juin de. . . . . . 36
Et juillet de . . . . 22
Total. . . . . 95

Différence en plus en 1832 — 21 décès.

*Tableau de la mortalité, considérée rue par rue dans le quartier de l'Ecole-de-Médecine, pendant le mois d'avril.*

| NOMS DES RUES. | Population. | Nombre des maisons. | Maisons atteintes par l'épidémie. | Décès à domicile. | Décès aux hôpitaux. | Total. | Proportion. |
|---|---|---|---|---|---|---|---|
| Saint-André. . . . | 1742 | 64 | 23 | 28 | 6 | 34 | 1 $\frac{952}{1000}$ p. 100 |
| Harpe, num. pairs. | 1175 | 43 | 27 | 13 | 10 | 23 | 1 $\frac{958}{1000}$ id. |
| Hirondelle. . . . | 231 | 10 | 7 | 11 | 5 | 16 | 6 $\frac{926}{1000}$ id. |
| École-de-Médecine. . | 766 | 34 | 11 | 13 | 2 | 15 | 1 $\frac{958}{1000}$ id. |
| Quai des Augustins.. | 658 | 29 | 8 | 9 | 3 | 12 | 1 $\frac{854}{1000}$ id. |
| Fossés-M.-le-Prince.. | 857 | 43 | 10 | 8 | 2 | 10 | 1 $\frac{167}{1000}$ id. |
| Odéon. . . . . | 502 | 18 | 6 | 9 | » | 9 | 1 $\frac{753}{1000}$ id. |
| Battoir. . . . . | 3o3 | 17 | 8 | 8 | 1 | 9 | 2 $\frac{970}{1000}$ id. |
| Place Saint-André. . | 156 | 7 | 6 | 7 | » | 7 | 4 $\frac{487}{1000}$ id. |
| Percée.. . . . . | 230 | 10 | 7 | 7 | 1 | 8 | 3 $\frac{478}{1000}$ id. |
| Poupée. . . . . | 3oo | 13 | 8 | 6 | 2 | 8 | 2 $\frac{667}{1000}$ id. |
| *À reporter.* . . . . . | | | | 119 | 3o | 151 | |

| NOMS DES RUES. | Population. | Nombre des maisons. | Maisons atteintes par l'épidémie. | Décès à domicile. | Décès aux hôpitaux. | Total. | Proportion. |
|---|---|---|---|---|---|---|---|
| *Report*. . . | . . . | . . . | . . . | 119 | 30 | 151 | |
| Dauphine. . . . . | 480 | 27 | 5 | 5 | 4 | 9 | $1\frac{875}{1000}$ p. 100 |
| Gît-le-Cœur. . . | 291 | 14 | 5 | 6 | 1 | 7 | $2\frac{405}{1000}$ id. |
| Cimetière . . . . | 307 | 15 | 7 | 6 | 1 | 7 | $2\frac{280}{1000}$ id. |
| Hautefeuille. . . | 678 | 24 | 7 | 5 | 2 | 7 | $1\frac{320}{1000}$ id. |
| Macon. . . . . | 313 | 14 | 5 | 5 | 1 | 6 | $1\frac{917}{1000}$ id. |
| Vieille-Bouclerie. | 197 | 11 | 5 | 4 | 1 | 5 | $2\frac{538}{1000}$ id. |
| Contrescarpe. . . | 219 | 9 | 5 | 3 | 2 | 5 | $2\frac{289}{1000}$ id. |
| Pierre-Sarrazin. . | 209 | 13 | 5 | 3 | 2 | 5 | $2\frac{392}{1000}$ id. |
| Paon. . . . . | 204 | 8 | 4 | 4 | » | 4 | $1\frac{961}{1000}$ id. |
| Savoie. . . . . | 340 | 20 | 4 | 4 | » | 4 | $1\frac{176}{1000}$ id. |
| Cour Rohan. . . | 87 | 4 | 4 | 4 | » | 4 | $4\frac{598}{1000}$ id. |
| Christine. . . . | 183 | 10 | 4 | 3 | 1 | 4 | $1\frac{186}{1000}$ id. |
| Place du Petit Pont. | 72 | 6 | 4 | 2 | 2 | 4 | $5\frac{556}{1000}$ id. |
| Fossés-St.-Germain. | 359 | 16 | 3 | 3 | » | 3 | $0\frac{836}{1000}$ id. |
| Observance. . . | 119 | 4 | 3 | 3 | » | 3 | $2\frac{521}{1000}$ id. |
| Grands-Augustins. | 518 | 22 | 3 | 3 | 2 | 5 | $0\frac{965}{1000}$ id. |
| Jardinet. . . . | 210 | 9 | » | 2 | 1 | 3 | $1\frac{429}{1000}$ id. |
| Mignon. . . . | 48 | 3 | 2 | 2 | » | 2 | $9\frac{167}{1000}$ id. |
| Éperon. . . . | 129 | 7 | 2 | 2 | » | 2 | $1\frac{550}{1000}$ id. |
| Pont-de-Lodi. . . | 241 | 8 | 2 | 2 | » | 2 | $0\frac{830}{1000}$ id. |
| Poitevins. . . . | 170 | 11 | 2 | 2 | » | 2 | $1\frac{176}{1000}$ id. |
| Touraine. . . . | 113 | 7 | 2 | 1 | 1 | 2 | $1\frac{770}{1000}$ id. |
| Deux-Portes. . . | 106 | 2 | 1 | » | 2 | 2 | $1\frac{887}{1000}$ id. |
| Molière. . . . | 60 | 3 | 1 | 1 | » | 1 | $1\frac{667}{1000}$ id. |
| Vaugirard. . . | 250 | 9 | 1 | 1 | » | 1 | $0\frac{4}{10}$ id. |
| Francs-Bourgeois. | 395 | 17 | 1 | 1 | » | 1 | $0\frac{256}{1000}$ id. |
| Pavée. . . . . | 340 | 16 | 1 | 1 | » | 1 | $0\frac{294}{1000}$ id. |
| Condé, n. impairs. | 173 | 9 | 1 | 1 | » | 1 | $0\frac{578}{1000}$ id. |
| Cour du Commerce. | 163 | 8 | 1 | 1 | » | 1 | $0\frac{614}{1000}$ id. |
| Place Saint-Michel. | 162 | 9 | 1 | 1 | » | 1 | $0\frac{617}{1000}$ id. |
| Serpente. . . . | 210 | 14 | 1 | 1 | » | 1 | $0\frac{470}{1000}$ id. |
| TOTAUX. . . . . . . | | | | 200 | 55 | 255 | |

Dans les mois de mai, juin et juillet, les décès se sont répartis ainsi qu'il résulte : rues des Grands-Augustins et Monsieur-le-Prince, chacune 6 décès; celles de l'Ecole-de-Mé-

decine, Gît-le-Cœur et le quai des Grands-Augustins,
chacune 5 décès; les rues de la Harpe et Macon, 4 décès;
les rues de Savoie, Vaugirard et du Battoir, chacune
3 décès; les rues du Paon, Jardinet, Pierre-Sarrazin,
Hautefeuille, Percée, Pavée et place Saint-André, chacune
2 décès; les rues Poupée, Poitevin, Observance, place de
l'Odéon, Corneille, Cour Rohan, Christine, Carrefour de
l'Odéon, Molière, Cimetière, Vieille-Bouclerie, Contres-
carpe, des Fossés-Saint-Germain-des-Prés, Cour du Com-
merce, Francs-Bourgeois, Hirondelle, Pont-de-Lodi et
Serpente, comptent chacune 1 décès.

*Tableau du chiffre de la mortalité dans les maisons
du quartier de l'Ecole-de-Médecine, pendant le
mois d'avril.*

| DEGRÉ D'ÉLÉVATION DE LA MORTALITÉ dans chaque maison. | DÉCÈS à domicile. | DÉCÈS aux hôpitaux. | TOTAL des maisons atteintes. |
|---|---|---|---|
| Maisons à 1 décès. . . . . . | 175 | 52 | 227 |
| Maisons à 2 décès. . . . . . | 17 | 1 | 36 |
| Maisons à 3 décès. . . . . . | 4 | 2 | 18 |
| Maisons à 4 décès. . . . . . | 4 | » | 16 |
| Décès. . . . . . . . . | 200 | 55 | » |
| Total des maisons atteintes. . . . . . . . . | | | 297 |

Dans les mois de mai, juin et juillet suivans, la mortalité s'est divisée ainsi qu'il suit dans les diverses habitations.

Maisons à 1 décès. . . . . . 71
Maisons à 2 décès. . . . . . 5
Maisons à 3 décès. . . . . . 1
Total des maisons. . . . . . 77
Total des décès dans les trois mois. 87

## Tableau de la mortalité dans les différentes professions.

| NATURE des professions. (1) | DÉCÈS à domicile. | DÉCÈS aux hôpitaux. | TOTAL. |
|---|---|---|---|
| Rentières. | 28 | » | 26 |
| Couturières.. | 28 | 5 | 33 |
| Journaliers.. | 26 | 11 | 37 |
| Portiers. | 15 | 13 | 28 |
| Domestiques femmes. | 7 | 4 | 11 |
| Employés. | 7 | 2 | 9 |
| Blanchisseuses. | 6 | 3 | 9 |
| Epiciers. | 5 | » | 5 |
| Propriétaires. | 5 | » | 5 |
| Maçons. | 4 | 3 | 7 |
| Charbonniers. | 4 | 2 | 6 |
| Menuisiers. | 3 | » | 4 |
| Rentiers. | 3 | 1 | 4 |
| Lingères. | 3 | 1 | 4 |
| Marchandes. | 3 | 4 | 7 |
| Fondeurs. | 3 | » | 3 |
| Etudians en médecine. | 3 | » | 3 |
| Passementiers. | 3 | » | 3 |
| Commis-libraires. | 2 | 1 | 3 |
| Etudians en droit. | 2 | » | 2 |
| Médecins. | 2 | » | 2 |
| Femmes de médecins. | 2 | » | 2 |
| Sapeurs. | 2 | » | 2 |
| Colporteur. | » | 1 | 1 |
| Porteur d'eau. | » | 1 | 1 |
| Dentellière. | » | 1 | 1 |
| Marchande de gâteaux. | » | 1 | 1 |
| Broyeur. | » | 1 | 1 |
| Vitriers. | 2 | » | 2 |
| Marchands de vins. | 2 | » | 2 |
| Marchands de papiers. | 2 | » | 2 |
| Cardeuses. | 2 | » | 2 |
| Scieur de long. | 1 | » | 1 |
| Opticien. | 1 | » | 1 |
| Ingénieur. | 1 | » | 1 |
| Architecte. | 1 | » | 1 |
| Homme de lettres. | 1 | » | 1 |
| Négociant. | 1 | » | 1 |
| Femme de pharmacien. | 1 | » | 1 |
| Libraire.. | 1 | » | 1 |
| Comédienne. | 1 | » | 1 |
| Mécanicien. | 1 | » | 1 |
| Cocher. | 1 | » | 1 |
| *A reporter.* | 186 | 55 | 241 |

(1) 30 professions se rapportent aux parens des enfans décédés.

| NATURE des professions. | DÉCÈS à domicile. | DÉCÈS aux hôpitaux. | TOTAL. |
|---|---|---|---|
| Report. . . . | 186 | 55 | 241 |
| Domestique mâle. . . . . . | 1 | » | 1 |
| Couvreur. . . . . . . . | 1 | » | 1 |
| Traiteur. . . . . . . . . | 1 | » | 1 |
| Pâtissier. . . . . . . . | 1 | » | 1 |
| Bonnetier. . . . . . . . | 1 | » | 1 |
| Relieur. . . . . . . . . | 1 | » | 1 |
| Boulanger. . . . . . . . | 1 | » | 1 |
| Serrurier. . . . . . . . | 1 | » | 1 |
| Nourrice. . . . . . . . | 1 | » | 1 |
| Fruitière. . . . . . . . | 1 | » | 1 |
| Chiffonnier. . . . . . . . | 1 | » | 1 |
| Brocheuse. . . . . . . . | 1 | » | 1 |
| Marchand de meubles. . . . | 1 | » | 1 |
| Tailleur. . . . . . . . | 1 | » | 1 |
| TOTAUX. . . . | 200 | 55 | 255 |

Si nous examinons dans les mois de mai, juin et juillet suivans, les professions qui ont été spécialement atteintes par la mortalité, nous trouvons dans ce quartier, que la récrudescence s'est également répartie entre les professions déjà signalées dans le tableau du mois d'avril, sans offrir les différences notables déjà remarquées au quartier du Luxembourg, entre la classe aisée et celle ouvrière ou pauvre.

### Tableau de la terminaison plus ou moins prompte du choléra-morbus pendant le mois d'avril.

| PERSONNES décédées dans la 1re journée. | PERSONNES décédées dans la 2e journée. | PERSONNES décédées dans la 3e journée. | PERSONNES décédées dans la 4e journée. | PERSONNES décédées dans la 5e journée. | PERSONNES décédées dans la 6e journée. | PERSONNES décédées dans la 7e journée. | PERSONNES décédées dans la 8e journée. | TOTAL des décès. |
|---|---|---|---|---|---|---|---|---|
| 83 | 34 | 20 | 23 | 10 | 5 | 3 | 2 | 200 |

### Tableau de la progression de la mortalité, jour par jour, pendant le mois d'avril.

| DATES du mois d'avril. | DÉCÈS à domicile. | DÉCÈS aux hôpitaux. | TOTAL. | JOURS de la semaine. |
|---|---|---|---|---|
| Le 1er avril. | 2 | 2 | 4 | Dimanche. |
| Le 2 | » | 2 | 2 | Lundi. |
| Le 3 | 4 | » | 4 | Mardi. |
| Le 4 | 4 | » | 4 | Mercredi. |
| Le 5 | 6 | 3 | 9 | Jeudi. |
| Le 6 | 5 | 4 | 9 | Vendredi. |
| Le 7 | 15 | 1 | 16 | Samedi. |
| Le 8 | 2 | 3 | 5 | Dimanche. |
| Le 9 | 20 | 2 | 22 | Lundi. |
| Le 10 | 15 | 4 | 19 | Mardi. |
| Le 11 | 10 | 4 | 14 | Mercredi. |
| Le 12 | 8 | 5 | 13 | Jeudi. |
| Le 13 | 11 | 4 | 15 | Vendredi. |
| Le 14 | 12 | 2 | 14 | Samedi. |
| Le 15 | 11 | 1 | 12 | Dimanche. |
| Le 16 | 9 | 3 | 12 | Lundi. |
| Le 17 | 5 | 3 | 8 | Mardi. |
| Le 18 | 11 | 1 | 12 | Mercredi. |
| Le 19 | 5 | 2 | 7 | Jeudi. |
| Le 20 | 10 | 2 | 12 | Vendredi. |
| Le 21 | 8 | 2 | 10 | Samedi. |
| Le 22 | 6 | 1 | 7 | Dimanche. |
| Le 23 | 5 | 1 | 6 | Lundi. |
| Le 24 | 3 | 1 | 4 | Mardi. |
| Le 25 | 5 | » | 6 | Mercredi. |
| Le 26 | » | » | » | Jeudi. |
| Le 27 | 4 | » | 4 | Vendredi. |
| Le 28 | 3 | 1 | 4 | Samedi. |
| Le 29 | 1 | » | 1 | Dimanche. |
| Le 30 | » | » | » | Lundi. |
| TOTAUX. | 200 | 55 | 255 | |

Le résultat de nos recherches faites dans les mois de mai, juin et juillet suivans, relativement à la durée plus ou moins prompte du choléra-morbus, présente les différences suivantes :

Dans les premières 12 heures,
    nous comptons.  .  .  .  .  23 décès
Dans les 24 heures .  .  .  .  20
Dans les 48 heures .  .  .  .  4
Dans les 3 jours .  .  .  .  .  12
Dans les 4 jours .  .  .  .  .  2
Dans les 5 à 10 jours .  .  .  14

Les 12 autres décès ont eu lieu plus tardivement à raison des complications qui se sont manifestées avec les lésions consécutives déjà mentionnées dans le quartier du Luxembourg.

# QUARTIER

# DE LA SORBONNE.

—

*Tableau statistique de la mortalité dans le quartier de la Sorbonne, pendant le mois d'avril 1832.*

| ETAT CIVIL. | Population. | Décès à domicile. | Décès aux hôpitaux. | Total des décès. | PROPORTION. |
|---|---|---|---|---|---|
| Garçons..... | 3364 | 34 | » | 34 | 1 $\frac{1}{100}$ par 100. |
| Hommes. ... | 2360 | 38 | 30 | 68 | 2 $\frac{86}{100}$ id. |
| Veufs...... | 209 | 5 | » | 5 | 2 $\frac{39}{100}$ id. |
| Filles...... | 2482 | 24 | » | 84 | 3 $\frac{39}{100}$ id. |
| Femmes.. ... | 2389 | 38 | 27 | 65 | 2 $\frac{72}{100}$ id. |
| Veuves..... | 898 | 19 | » | 19 | 2 $\frac{116}{1000}$ id. |
| Sexe masculin. | 5933 | 77 | 30 | 107 | 1 $\frac{604}{1000}$ id. |
| Sexe féminin. . | 5769 | 81 | 27 | 108 | 1 $\frac{872}{1000}$ id. |
| Total général.. | 11702 | 158 | 57 | 215 | 1 $\frac{837}{1000}$ id. |
| Décès non cholériques. . . . . . . | | | | 41 | |
| Total général des décès en avril. . . | | | | 256 | |

*Tableau de la mortalité des âges dans le quartier de la Sorbonne, pendant le mois d'avril.*

| ÉTAT CIVIL. | De 0 an à 5 ans. | De 5 à 10 ans. | De 10 à 15 ans. | De 15 à 20 ans. | De 20 à 25 ans. | De 25 à 30 ans. | De 30 à 35 ans. | De 35 à 40 ans. | De 40 à 45 ans. | De 45 à 50 ans. | De 50 à 55 ans. | De 55 à 60 ans. | De 60 à 65 ans. | De 65 à 70 ans. | De 70 à 75 ans. | De 75 à 80 ans. | De 80 à 85 ans. | TOTAL. |
|---|---|---|---|---|---|---|---|---|---|---|---|---|---|---|---|---|---|---|
| Garçons. . . . | 16 | 1 | 2 | » | 4 | 2 | 3 | 3 | » | 1 | » | » | » | 1 | » | » | 1 | 34 |
| Hommes. . . . | » | » | » | » | 1 | 4 | 4 | » | 3 | 4 | 4 | 6 | 4 | 3 | 2 | 2 | 1 | 38 |
| Veufs. . . . . . | » | » | » | » | » | » | » | » | » | 1 | 1 | 1 | » | 1 | » | » | 1 | 5 |
| Filles. . . . . . | 9 | 1 | » | 1 | 1 | 2 | 2 | » | - | 3 | 3 | » | » | 1 | 1 | » | » | 24 |
| Femmes. . . . | » | » | » | » | 2 | 3 | 6 | 6 | 2 | 3 | 3 | 5 | 3 | 3 | 1 | 1 | » | 38 |
| Veuves. . . . . | » | » | » | » | » | » | » | » | » | 5 | 1 | 1 | 4 | 3 | 3 | 2 | » | 19 |
| Résumé. . . . | 25 | 2 | 2 | 1 | 8 | 11 | 15 | 9 | 5 | 17 | 12 | 13 | 11 | 12 | 7 | 5 | 3 | 158 |
| HÔPITAUX : Sexe masculin. | » | » | » | 2 | 3 | 3 | 5 | 3 | 1 | 5 | 2 | 1 | 2 | 2 | » | 1 | » | 30 |
| Sexe féminin. | » | » | » | 5 | » | » | 2 | » | » | 1 | » | 5 | 6 | 3 | 3 | 2 | » | 27 |
| Total général. | 25 | 2 | 2 | 8 | 11 | 14 | 22 | 12 | 6 | 23 | 14 | 19 | 19 | 17 | 10 | 8 | 3 | 215 |

Dans les mois de mai, juin et juillet, la mortalité a présenté, comme dans les quartiers du Luxembourg et de l'Ecole-de-Médecine, une diminution assez marquée dans le nombre des décès, surtout en mai et en juin. En juillet, époque de la récrudescence du choléra-morbus, elle a été un peu plus élevée, ainsi qu'il résulte des observations suivantes :

### MAI, 17 DÉCÈS.

| *Sexe Masculin.* | | | *Sexe féminin.* | | |
|---|---|---|---|---|---|
| De 00 ans à 5 ans. . . . | 1 | | De 00 ans à 5 ans. . . | 4 |
| De 20 à 25 ans. . . . | 1 | | De 30 à 35 ans. . . | 1 |
| De 30 à 35 ans. . . . | 1 | | De 35 à 40 ans. . . | 1 |
| De 45 à 50 ans. . . . | 1 | | De 40 à 45 ans. . . | 2 |
| De 80 à 85 ans. . . . | 1 | | De 50 à 55 ans. . . | 1 |
| Total. . . . . . . | 5 | | De 55 à 60 ans. . | 2 |
| | | | De 60 à 65 ans. . | 1 |
| | | | Total. . . . . . . | 12 |

La première enfance figure ici pour 5 décès, répartis dans les âges suivans : un enfant mort-né, 10 mois, 2 ans, 4 ans et 4 ans et demi.

### JUIN, 11 DÉCÈS.

| *Sexe masculin.* | | | *Sexe féminin.* | | |
|---|---|---|---|---|---|
| De 20 ans à 25 ans. . . . | 1 | | De 00 ans à 5 ans. . . . | 1 |
| De 30 à 35 ans. . . . | 1 | | De 30 à 35 ans. . . . | 1 |
| De 50 à 55 ans. . . . | 1 | | De 45 à 50 ans. . . . | 2 |
| De 55 à 60 ans. . . . | 1 | | De 50 à 55 ans. . . . | 2 |
| Total. . . . . . . | 4 | | De 60 à 65 ans. . . . | 1 |
| | | | Total. . . . . . . | 7 |

L'enfance ne compte qu'un seul décès de l'âge de 14 mois dans le mois de juin : les autres décès appartiennent à l'âge mûr comme dans le mois de mai.

### JUILLET, 32 DÉCÈS.

| *Sexe masculin.* | | | *Sexe fémimin.* | | |
|---|---|---|---|---|---|
| De 00 ans à 5 ans. . . . | 5 | | De 00 ans à 5 ans. . . . | 3 |
| De 30 à 35 ans. . . . | 2 | | De 10 à 15 ans. . . . | 1 |
| De 40 à 45 ans. . . . | 3 | | De 20 à 25 ans. . . . | 2 |
| De 50 à 55 ans. . . . | 2 | | De 30 à 35 ans. . . . | 1 |
| De 55 à 60 ans. . . . | 1 | | De 40 à 45 ans. . . . | 2 |
| De 70 à 75 ans. . . . | 2 | | De 50 à 55 ans. . . . | 3 |
| De 75 à 80 ans. . . . | 1 | | De 55 à 60 ans. . . . | 1 |
| Total. . . . . . . | 16 | | De 65 à 70 ans. . . . | 3 |
| | | | Total. . . . . . . | 16 |

L'enfance présente en juillet une augmentation assez notable, puisque nous comptons 9 décès répartis ainsi qu'il suit :

10 jours, 7 mois, 9 mois, 13 mois, 15 mois, 16 mois, 3 ans, 3 ans et demi, et 4 ans.

Les autres décès se trouvent divisés entre l'âge viril et l'âge mûr.

Nous signalerons aussi la mortalité non cholérique de 1832 comparée avec celle de 1831, afin d'établir à la simple lecture, la différence de la mortalité entre ces deux époques.

Ainsi dans les mois d'avril, mai, juin et juillet 1832, nous comptons :

En avril. . . 41 décès non cholériques. ⎫
En mai. . . 20 ⎬ 100
En juin. . . 19 ⎪
En juillet. . . 20 ⎭

En 1831 :

Au mois d'avril. 22 ⎫
En mai. . . . 23 ⎬ 110
En juin. . . . 41 ⎪
En juillet. . . 24 ⎭

Différence en plus sur la mortalité de 1831 à 1832. . . . . . . . . . . . . . . 10

*Tableau de la mortalité, considérée rue par rue, dans le quartier de la Sorbonne, pendant le mois d'avril.*

| NOMS DES RUES. | Population. | Nombre des numéros des maisons. | Maisons atteintes par l'épidémie. | Décès à domicile. | Décès aux hôpitaux. | Total des décès. | PROPORTION. |
|---|---|---|---|---|---|---|---|
| S.-Jacques, n. pairs. | 2361 | 93 | 22 | 23 | 13 | 36 | $1\frac{525}{1000}$ p. 100 |
| Huchette. . . . . | 916 | 33 | 16 | 28 | 5 | 33 | $3\frac{60}{100}$ id. |
| Zacharie. . . . . | 578 | 16 | 11 | 17 | 8 | 25 | $4\frac{33}{100}$ id. |
| Parcheminerie. . . | 645 | 31 | 12 | 13 | 4 | 17 | $2\frac{64}{100}$ id. |
| Harpe. . . . . | 1570 | 63 | 9 | 11 | 3 | 14 | $0\frac{89}{100}$ id. |
| Saint-Severin. . . | 490 | 22 | 9 | 9 | 4 | 13 | $2\frac{64}{100}$ id. |
| Bouterie. . . . | 162 | 9 | 8 | 8 | 4 | 12 | $7\frac{41}{1000}$ id. |
| Vieille-Bouclerie. . | 181 | 12 | 6 | 7 | 2 | 9 | $5\frac{27}{1000}$ id. |
| Et place du P.-Pont. | 364 | 13 | 7 | 3 | 6 | 9 | $2\frac{47}{100}$ id. |
| Quai Saint-Michel. . | 194 | 8 | 2 | 6 | 1 | 7 | $3\frac{61}{100}$ id. |
| Foin. . . . . | 393 | 22 | 6 | 6 | 1 | 7 | $1\frac{78}{100}$ id. |
| Maçons-Sorbonne. . | 362 | 18 | 4 | 6 | » | 6 | $1\frac{66}{100}$ id. |
| Mathurins. . . . | 389 | 21 | 4 | 4 | » | 4 | $1\frac{3}{100}$ id. |
| Cordiers. . . . | 273 | 16 | 4 | 3 | 1 | 4 | $1\frac{46}{100}$ id. |
| Prêtres-St.-Severin. . | 164 | 8 | 4 | 3 | 1 | 4 | $2\frac{44}{100}$ id. |
| Sorbonne. . . . | 216 | 11 | 3 | 2 | 2 | 4 | $1\frac{85}{100}$ id. |
| Cloître-Saint-Benoît. | 316 | 16 | 2 | 2 | » | 2 | $0\frac{633}{1000}$ id |
| Neuve-Richelieu. . | 194 | 9 | 2 | 2 | » | 2 | $1\frac{3}{100}$ id. |

| NOMS DES RUES. | Population. | Nombre des numéros des maisons. | Maisons atteintes par l'épidémie. | Décès à domicile. | Décès aux hôpitaux. | Total des décès. | PROPORTION. |
|---|---|---|---|---|---|---|---|
| Poirées. . . . . | 44 | 2 | 2 | 1 | 1 | 2 | $4\frac{55}{100}$ p. 100 |
| D'Enfer. . . . . | 174 | 6 | 2 | 1 | 1 | 2 | $1\frac{15}{100}$ id. |
| Des Grès. . . . . | 298 | 18 | 1 | 1 | » | 1 | $0\frac{334}{1000}$ id. |
| Saint-Hyacinthe. . | 609 | 29 | 1 | 1 | » | 1 | $0\frac{164}{1000}$ id. |
| Saint-Dominique. . | 171 | 10 | 1 | 1 | » | 1 | $0\frac{58}{100}$ id. |

Les rues non atteintes dans ce quartier sont celles Sainte-Catherine, des Prêtres, Saint-Thomas-d'Enfer, rue projetée Neuve-des-Poirées, Neuve-des-Poirées et Cluny.

Pendant les mois de mai, juin et juillet, nous avons aussi observé que les rues spécialement atteintes dans la récrudescence, se rapportaient à celles déjà signalées au mois d'avril dernier ; ainsi la rue Saint-Jacques figure pour 12 décès ; la rue de La Harpe pour 7, les rues Zacharie et de la Huchette, pour 5 décès ; les rues du Foin, Parcheminerie, Saint-Severin, et place Saint-Michel, pour 4 décès ; celles d'Enfer, Saint-Hyacinthe, pour 3 ; Sorbonne et Saint-Dominique, pour 2 ; celles des Grés, Maçons, Mathurins, cloître Saint-Benoît, Boutebrie et du Petit-Pont, pour 1 décès. Total, 60 décès.

*Tableau du chiffre de la mortalité dans les maisons du quartier de la Sorbonne, pendant le mois d'avril.*

| DEGRÉ D'ÉLÉVATION DE LA MORTALITÉ dans chaque maison. | DÉCÈS à domicile. | DÉCÈS aux hôpitaux. | TOTAL des maisons atteintes. |
|---|---|---|---|
| Maisons à 1 décès. . . . . . | 79 | 43 | 122 |
| Maisons à 2 décès. . . . . . | 21 | 4 | 50 |
| Maisons à 3 décès. . . . . . | 6 | 1 | 21 |
| Maisons à 4 décès. . . . . . | 2 | » | 8 |
| Maisons à 5 décès. . . . . . | 1 | » | 5 |
| Maisons à 6 décès. . . . . . | 1 | » | 6 |
| Décès. . . . . . . . . . | 158 | 57 | » |
| Total des maisons atteintes. . . . . . . . . | | | 212 |

Dans les mois de mai, juin et juillet, les habitations atteintes par la mortalité, se trouvent offrir les proportions suivantes :

| | |
|---|---:|
| Maisons avec 1 décès. . . . | 48 |
| Maisons avec 2 décès. . . . | 3 |
| Maisons avec 3 décès. . . . | 2 |
| Total des maisons . . . . | 53 |
| Total des décès . . . . . | 60 |

*Tableau de la mortalité dans les différentes professions.*

| NATURE des professions. (1) | DÉCÈS à domicile. | DÉCÈS aux hôpitaux. | TOTAL. |
|---|---|---|---|
| Journaliers. . . . . . . . | 20 | 15 | 35 |
| Portiers. . . . . . . . . | 5 | 3 | 18 |
| Blanchisseuses. . . . . . . | 10 | 3 | 13 |
| Couturières. . . . . . . . | 8 | 2 | 10 |
| Rentières. . . . . . . . | 10 | » | 10 |
| Cordonniers. . . . . . . | 5 | 4 | 9 |
| Marchandes de volailles. . . | 4 | 2 | 6 |
| Employés. . . . . . . . | 4 | 2 | 6 |
| Imprimeurs. . . . . . . . | 4 | 3 | 7 |
| Porteurs d'eau. . . . . . | 3 | 2 | 6 |
| Menuisiers. . . . . . . . | 3 | 1 | 4 |
| Rentiers. . . . . . . . . | 4 | » | 4 |
| Polisseuses. . . . . . . . | 4 | » | 4 |
| Domestiques mâles. . . . . | 3 | 1 | 4 |
| Domestiques femmes. . . . | 3 | 1 | 4 |
| Propriétaires. . . . . . . | 3 | » | 3 |
| Serruriers. . . . . . . . | 3 | » | 3 |
| Ravaudeuses. . . . . . . | » | 3 | 3 |
| Brodeuses. . . . . . . . | 1 | 2 | 3 |
| Brocheuses. . . . . . . . | 2 | 1 | 3 |
| Maçons. . . . . . . . . | » | 2 | 2 |
| Charbonniers. . . . . . . | 2 | » | 2 |
| Tailleurs. . . . . . . . | 2 | » | 2 |
| Charrons. . . . . . . . | 2 | » | 2 |
| Couvreurs. . . . . . . . | 2 | » | 2 |
| Teinturiers. . . . . . . . | 2 | » | 2 |
| Avocats. . . . . . . . | 2 | » | 2 |
| Etudians en médecine. . . . | 2 | » | 2 |
| Lingères. . . . . . . . | 2 | » | 2 |
| *A reporter.* . . . | 126 | 47 | 175 |

(1) Dans ces professions se trouvent comprises celles relatives aux parens des enfans décédés.

| NATURE des professions. | DÉCÈS à domicile. | DÉCÈS aux hôpitaux. | TOTAL. |
|---|---|---|---|
| *Report.* | 126 | 47 | 173 |
| Marchands d'habits. | 2 | » | 2 |
| Fileuses. | 2 | » | 2 |
| Couverturiers. | 2 | » | 2 |
| Tonneliers. | » | 1 | 1 |
| Perruquiers. | 1 | 1 | 2 |
| Doreur. | 1 | » | 1 |
| Artiste. | » | 1 | 1 |
| Papetiers. | » | 1 | 1 |
| Brodeuse. | 1 | » | 1 |
| Rempailleuse. | » | 1 | 1 |
| Boulanger. | » | 1 | 1 |
| Cantinière. | » | 1 | 1 |
| Orfèvre. | » | 1 | 1 |
| Charcutier. | » | 1 | 1 |
| Cartier. | » | 1 | 1 |
| Cardeuse. | 1 | » | 1 |
| Brossière. | 1 | » | 1 |
| Sœur de charité. | 1 | » | 1 |
| Ancien militaire. | 1 | » | 1 |
| Limonadière. | 1 | » | 1 |
| Commis-libraire. | 1 | » | 1 |
| Bonnetier. | 1 | » | 1 |
| Cocher. | 1 | » | 1 |
| Invalide. | 1 | » | 1 |
| Négociant. | 1 | » | 1 |
| Sage-femme. | 1 | » | 1 |
| Logeur. | 1 | » | 1 |
| Marchand de vins. | 1 | » | 1 |
| Taillandier. | 1 | » | 1 |
| Brocanteur. | 1 | » | 1 |
| Graveur. | 1 | » | 1 |
| Planeur en cuivre. | 1 | » | 1 |
| Professeur de piano. | 1 | » | 1 |
| Passementier. | 1 | » | 1 |
| Marchand de paille. | 1 | » | 1 |
| Fourbisseur. | 1 | » | 1 |
| Garde-malade. | 1 | » | 1 |
| Gantière. | 1 | » | 1 |
| TOTAUX. | 158 | 57 | 215 |

Les professions atteintes par la mortalité dans les mois de mai, juin et juillet, appartiennent, le plus généralement, à la classe ouvrière, à l'exception néanmoins de 14 décès qui ont atteint des professions aisées.

*Tableau de la terminaison plus ou moins prompte du choléra-morbus pendant le mois d'avril.*

| PERSONNES décédées dans la 1re journée. | PERSONNES décédées dans la 2e journée. | PERSONNES décédées dans la 3e journée. | PERSONNES décédées dans la 4e journée. | PERSONNES décédées dans la 5e journée. | PERSONNES décédées dans la 6e journée. | PERSONNES décédées dans la 7e journée. | PERSONNES décédées dans la 8e journée. | TOTAL des décès. |
|---|---|---|---|---|---|---|---|---|
| 53 | 40 | 24 | 18 | 13 | 6 | 3 | 1 | 158 |

*Tableau de la progression de la mortalité, jour par jour, pendant le mois d'avril.*

| DATES du mois d'avril. | DÉCÈS à domicile. | DÉCÈS aux hôpitaux. | TOTAL. | JOURS de la semaine. |
|---|---|---|---|---|
| Le 1er avril. | 2 | 2 | 4 | Dimanche. |
| Le 2 | 1 | 2 | 3 | Lundi. |
| Le 3 | 2 | » | 2 | Mardi. |
| Le 4 | 4 | 4 | 8 | Mercredi. |
| Le 5 | 5 | 1 | 6 | Jeudi. |
| Le 6 | 5 | 7 | 12 | Vendredi. |
| Le 7 | 11 | 4 | 15 | Samedi. |
| Le 8 | 11 | 4 | 15 | Dimanche. |
| Le 9 | 11 | 3 | 14 | Lundi. |
| Le 10 | 14 | 2 | 16 | Mardi. |
| Le 11 | 12 | 1 | 13 | Mercredi. |
| Le 12 | 10 | 4 | 14 | Jeudi. |
| Le 13 | 13 | 2 | 15 | Vendredi. |
| Le 14 | 10 | 4 | 14 | Samedi. |
| Le 15 | 11 | 2 | 13 | Dimanche. |
| Le 16 | 7 | 8 | 15 | Lundi. |
| Le 17 | 4 | 2 | 6 | Mardi. |
| Le 18 | 7 | 1 | 8 | Mercredi. |
| Le 19 | 4 | 1 | 5 | Jeudi. |
| Le 20 | » | » | » | Vendredi. |
| Le 21 | 1 | » | 1 | Samedi. |
| Le 22 | 3 | » | 3 | Dimanche. |
| Le 23 | 1 | » | 1 | Lundi. |
| Le 24 | 5 | » | 5 | Mardi. |
| Le 25 | » | 1 | 1 | Mercredi. |
| Le 26 | » | » | » | Jeudi. |
| Le 27 | 3 | 1 | 4 | Vendredi. |
| Le 28 | 1 | » | 1 | Samedi. |
| Le 29 | 1 | 1 | 2 | Dimanche. |
| Le 30 | » | 1 | 1 | Lundi. |
| TOTAUX. | 158 | 57 | 215 | |

La terminaison plus ou moins prompte du choléra-morbus, a offert le résultat suivant dans les mois de mai, juin et juillet :

Dans les 12 heures.. . . . . 16
Dans les 24 heures . . . . . 14
Dans les 48 heures . . . . . 7
Dans les 3 jours . . . . . . 9
Dans les 4 à 6 jours . . . . . 8
Dans les 8 à 10 jours . . . . 6

Les décès qui ont eu lieu après les 3 jours de l'invasion du choléra-morbus, se sont compliqués avec d'autres maladies consécutives déjà énumérées.

# QUARTIER

# DU PALAIS-DE-JUSTICE.

*Tableau statistique de la mortalité dans le quartier du Palais-de-Justice, pendant le mois d'avril.*

| ETAT CIVIL. | Population. | Décès à domicile. | Décès aux hôpitaux. | Total des décès. | PROPORTION. |
|---|---|---|---|---|---|
| Garçons. . . . | 747 | 7 | » | 7 | 0 $\frac{937}{1000}$ par 100. |
| Hommes. . . . | 596 | 13 | 1 | 14 | 2 $\frac{35}{100}$ *id.* |
| Veufs. . . . . . | 73 | » | » | » | » |
| Filles. . . . . . | 751 | 1 | » | 1 | 0 $\frac{133}{1000}$ *id.* |
| Femmes. . . . | 620 | 5 | 3 | 8 | 1 $\frac{29}{100}$ *id.* |
| Veuves. . . . . | 213 | 4 | » | » | » |
| Sexe masculin. | 1416 | 21 | 1 | 22 | 1 $\frac{554}{1000}$ *id.* |
| Sexe féminin. . | 1584 | 9 | 3 | 12 | 0 $\frac{758}{1000}$ *id.* |
| Total général. . | 3000 | 30 | 4 | 34 | 1 $\frac{133}{1000}$ *id.* |
| Décès non cholériques. . . . . . . . | | | | 4 | |
| Total général des décès en avril. . . | | | | 38 | |

*Tableau de la mortalité des âges dans le quartier du Palais-de-Justice, pendant le mois d'avril.*

| ÉTAT CIVIL. | De 0 an à 5 ans. | De 5 à 10 ans. | De 10 à 15 ans. | De 15 à 20 ans. | De 20 à 25 ans. | De 25 à 30 ans. | De 30 à 35 ans. | De 35 à 40 ans. | De 40 à 45 ans. | De 45 à 50 ans. | De 50 à 55 ans. | De 55 à 60 ans. | De 60 à 65 ans. | De 65 à 70 ans. | De 70 à 75 ans. | De 75 à 80 ans. | De 80 à 85 ans. | TOTAL. |
|---|---|---|---|---|---|---|---|---|---|---|---|---|---|---|---|---|---|---|
| Garçons.... | 2 | » | 1 | » | 1 | 1 | » | » | 1 | » | » | » | » | » | 1 | » | » | 6 |
| Hommes.... | » | » | » | » | » | » | 1 | » | » | » | 4 | 1 | 4 | 1 | 2 | » | » | 13 |
| Veufs...... | » | » | » | » | » | » | » | » | » | » | » | » | » | » | » | » | » | » |
| Filles...... | 1 | » | » | » | » | » | » | » | » | » | » | » | » | » | » | » | » | 2 |
| Femmes.... | » | » | » | » | » | » | 1 | 2 | » | » | » | 1 | » | » | 1 | » | » | 5 |
| Veuves..... | » | » | » | » | » | » | » | » | » | 1 | 1 | » | » | 1 | » | 1 | » | 4 |
| Résumé.... | 3 | » | 1 | » | 1 | 1 | 2 | 2 | 1 | 1 | 5 | 2 | 4 | 2 | 4 | 1 | » | 30 |
| HÔPITAUX : | | | | | | | | | | | | | | | | | | |
| Sexe masculin. | » | » | » | » | » | » | » | » | 1 | » | » | » | » | » | » | » | » | 1 |
| Sexe féminin.. | » | » | » | » | » | 1 | 1 | » | » | » | 1 | » | » | » | » | » | » | 3 |
| Total général. | 3 | » | 1 | » | 1 | 1 | 3 | 3 | 2 | 1 | 5 | 3 | 4 | 2 | 4 | 1 | » | 34 |

Dans les mois de mai, juin et juillet, la mortalité a offert les remarques suivantes relativement aux âges :

### EN MAI, 6 DÉCÈS.

*Sexe masculin.*

De 00 ans à 5 ans.... 1
De 35 à 40 ans.... 1
De 40 à 45 ans.... 1
De 65 à 70 ans.... 1
Total....... 4

*Sexe féminin.*

De 35 ans à 40 ans.... 1
De 45 à 50 ans.... 1
Total....... 2

### JUIN, 2 DÉCÈS.

*Sexe masculin.*

De 00 ans à 5 ans.... 1
De 35 à 40 ans.... 1
Total....... 2

*Sexe féminin.*

De 00 ans à 00 ans.
De 00 à 00 ans.

### JUILLET, 7 DÉCÈS.

| *Sexe masculin.* | | *Sexe féminin.* | |
|---|---|---|---|
| De 00 ans à 5 ans. . . . | 2 | De 25 ans à 30 ans. . . . | 1 · |
| De 35 à 40 ans. . . . | 1 | De 30 à 35 ans. . . . | 1 |
| Total. . . . . . . | 3 | De 35 à 40 ans. . . . | 1 |
| | | De 55 à 60 ans. . . . | 1 |
| | | Total . . . . . . | 4 |

L'enfance figure pour 4 décès dans le total des 9 décès, avec la différence d'âge suivante : un enfant mort-né, 4 jours, 15 jours et 16 mois.

Les autres décès appartiennent à l'âge viril et l'âge mûr.

Les décès non cholériques des 4 mois offrent les différences suivantes :

| | | |
|---|---|---|
| 1832. En avril. . . . | 4 | |
| En mai. . . . . | 6 | |
| En juin. . . . . | 3 | |
| En juillet. . . . | 3 | |
| Total. | 16 | |
| 1831. En avril. . . . | 10 | |
| En mai. . . . . | 3 | |
| En juin. . . . | 8 | |
| En juillet. . . . | 5 | |
| Total. | 26 | |

Différence en plus sur la mortalité de 1831 à 1832. . . . . . . . 10 décès.

*Tableau de la mortalité, considérée rue par rue, dans le quartier du Palais-de-Justice, pendant le mois d'avril.*

| NOMS DES RUES. | Population. | Nombre des numéros des maisons. | Maisons atteintes par l'épidémie. | Décès à domicile. | Décès aux hôpitaux. | Total des décès. | PROPORTION. |
|---|---|---|---|---|---|---|---|
| Quai des Orfèvres. | 371 | 23 | 5 | 8 | 1 | 9 | 2 $\frac{4}{10}$ p. 100 |
| Sainte-Anne. | 157 | 12 | 4 | 7 | 1 | 8 | 5 $\frac{1}{10}$ id. |
| Place Dauphine. | 661 | 27 | 3 | 3 | » | 3 | 0 $\frac{454}{1000}$ id. |
| Conciergerie. | » | » | 1 | 2 | » | 2 | » |
| Quai de l'Horloge. | 186 | 12 | 2 | 2 | » | 2 | 1 $\frac{75}{1000}$ id. |
| Harlay. | 541 | 22 | 3 | 2 | 1 | 3 | 0 $\frac{555}{1000}$ id. |
| Cour de Harlay. | 82 | 16 | 1 | 1 | » | 1 | 1 $\frac{22}{100}$ id. |
| Salle du P.-de-Justic. | 157 | 25 | 1 | 1 | » | 1 | 0 $\frac{637}{1000}$ id. |
| Cour Lamoignon. | 99 | 4 | 2 | 1 | 1 | 2 | 2 $\frac{2}{100}$ id. |
| Nazareth. | 89 | 3 | 1 | 1 | » | 1 | 1 $\frac{124}{1000}$ id. |
| Jérusalem. | 54 | 3 | 1 | 1 | » | 1 | 3 $\frac{852}{1000}$ id. |
| Barillerie, n. pairs. | 112 | 9 | 1 | 1 | » | 1 | 2 $\frac{893}{1000}$ id. |
| TOTAUX. | | | | 30 | 4 | 34 | |

En mai, juin et juillet, les décès se sont répartis dans les rues Sainte-Anne, de Harlay, place Dauphine et quai des Orfèvres, au nombre de 3 dans chacune de ces rues; à la Conciergerie, à la salle des Pas-Perdus et dans la rue de la Barillerie, il y a eu 1 décès.

*Tableau du chiffre de la mortalité dans les maisons du quartier du Palais-de-Justice, pendant le mois d'avril.*

| DEGRÉ D'ÉLÉVATION DE LA MORTALITÉ dans chaque maison. | DÉCÈS à domicile. | DÉCÈS aux hôpitaux. | TOTAL des maisons atteintes. |
|---|---|---|---|
| Maisons à 1 décès. . . . . | 24 | 4 | 28 |
| Maisons à 2 décès. . . . . | 4 | » | 8 |
| Maisons à 3 décès. . . . . | 2 | » | 6 |
| Maisons à 4 décès. . . . . | »» | » | »» |
| Décès. . . . . . . . . | 30 | 4 | » |
| Total des maisons atteintes. . . . . . . . . | | | 42 |

En mai, juin et juillet, les maisons atteintes n'ont offert chacune qu'un décès.

Total. . . . 15 décès
_____
15 maisons

*Tableau de la mortalité dans les différentes professions.*

| NATURE des professions. | DÉCÈS à domicile. | DÉCÈS aux hôpitaux. | TOTAL. |
|---|---|---|---|
| Rentiers. . . . . . . . | 4 | » | 4 |
| Blanchisseuses. . . . . . | 3 | » | 3 |
| Portiers. . . . . . . . | 2 | » | 2 |
| Couturières.. . . . . . . | 1 | 2 | 3 |
| Propriétaires. . . . . . . | 2 | » | 2 |
| Graveurs. . . . . . . . | 2 | » | 2 |
| Cuisinier. . . . . . . . | 1 | » | 1 |
| Scieur de long. . . . . . | 1 | » | 1 |
| Cordonnier. . . . . . . | 1 | » | 1 |
| Orfèvre. . . . . . . . | » | 1 | 1 |
| Perruquier. . . . . . . | 1 | » | 1 |
| *A reporter.* . . . | 18 | 3 | 21 |

| NATURE des professions. | DÉCÈS à domicile. | DÉCÈS aux hôpitaux. | TOTAL. |
|---|---|---|---|
| *Report* . . . | 18 | 3 | 21 |
| Menuisier. . . . . . . . | 1 | » | 1 |
| Ancien militaire. . . . . | 1 | » | 1 |
| Clerc d'avoué. . . . . . | 1 | » | 1 |
| Employé.. . . . . . . | 1 | » | 1 |
| Opticienne. . . . . . . | 1 | » | 1 |
| Maçon. . . . . . . . | 1 | » | 1 |
| Confiseur. . . . . . . | 1 | » | 1 |
| Sergent de ville. . . . . | 1 | » | 1 |
| Lingère. . . . . . . . | 1 | » | 1 |
| Marchande. . . . . . | » | 1 | 1 |
| Brossier. . . . . . . | 1 | » | 1 |
| Horloger. . . . . . . | 1 | » | 1 |
| Ecrivain. . . . . . . | 1 | » | 1 |
| TOTAUX. . . . | 30 | 4 | 34 |

Dans les mois de mai, juin et juillet, les professions atteintes par la mortalité appartiennent également à la classe ouvrière.

*Tableau de la terminaison plus ou moins prompte du cholèra-morbus, pendant le mois d'avril.*

| PERSONNES décédées dans la 1re journée. | PERSONNES décédées dans la 2e journée. | PERSONNES décédées dans la 3e journée. | PERSONNES décédées dans la 4e journée. | PERSONNES décédées dans la 5e journée. | PERSONNES décédées dans la 6e journée. | PERSONNES décédées dans la 7e journée. | PERSONNES décédées dans la 8e journée. | TOTAL des décès. |
|---|---|---|---|---|---|---|---|---|
| 18 | 7 | 3 | 2 | » | » | » | » | 30 |

*Tableau de la progression de la mortalité, jour par jour, pendant le mois d'avril.*

| DATES du mois d'avril. | DÉCÈS à domicile. | DÉCÈS aux hôpitaux. | TOTAL. | JOURS de la semaine. |
|---|---|---|---|---|
| Le 1er avril. | » | » | » | Dimanche. |
| Le 2 | 1 | » | 1 | Lundi. |
| Le 3 | 2 | » | 2 | Mardi. |
| Le 4 | » | » | » | Mercredi. |
| Le 5 | 1 | » | 1 | Jeudi. |
| Le 6 | » | » | » | Vendredi. |
| Le 7 | 3 | » | 3 | Samedi. |
| Le 8 | » | » | » | Dimanche. |
| Le 9 | 6 | » | 6 | Lundi. |
| Le 10 | 3 | » | 3 | Mardi. |
| Le 11 | 1 | » | 1 | Mercredi. |
| Le 12 | 1 | » | 1 | Jeudi. |
| Le 13 | 1 | 1 | 2 | Vendredi. |
| Le 14 | 1 | » | 1 | Samedi. |
| Le 15 | 1 | » | 1 | Dimanche. |
| Le 16 | 2 | 1 | 3 | Lundi. |
| Le 17 | 1 | 1 | 2 | Mardi. |
| Le 18 | » | » | » | Mercredi. |
| Le 19 | 2 | 1 | 3 | Jeudi. |
| Le 20 | 1 | » | 1 | Vendredi. |
| Le 21 | » | » | » | Samedi. |
| Le 22 | » | » | » | Dimanche. |
| Le 23 | 1 | » | 1 | Lundi. |
| Le 24 | 1 | » | 1 | Mardi. |
| Le 25 | » | » | » | Mercredi. |
| Le 26 | » | » | » | Jeudi. |
| Le 27 | 1 | » | 1 | Vendredi. |
| Le 28 | » | » | » | Samedi. |
| Le 29 | » | » | » | Dimanche. |
| Le 30 | » | » | » | Lundi. |
| TOTAUX. | 30 | 4 | 34 | |

La mortalité dans les mois de mai, juin et juillet, s'est ainsi répartie :

Dans les 12 heures. . . 4 décès.
Dans les 24 heures. . . 2
Dans les 48 heures. . . 1
Dans les 3 jours. . . . 3
Dans les 4 jours. . . . 2
Dans les 5 à 8 jours . . 3
Total . . . . . 15

## Décès cholériques du mois d'août. (1)

### Quartier du Luxembourg.

La mortalité a été très faible dans ce quartier ; sur 11 décès nous en comptons seulement 4 du sexe masculin et 7 du sexe féminin, répartis pour les âges ainsi qu'il résulte :

#### AOUT, 11 DÉCÈS.

| Sexe féminin. | | | Sexe masculin. | | |
|---|---|---|---|---|---|
| De 20 ans à 25 ans. | . . | 1 | De 30 ans à 35 ans. | . . | 1 |
| De 25 à 30 ans. | . . | 1 | De 45 à 50 ans. | . . | 1 |
| De 30 à 35 ans. | . . | 1 | De 70 à 75 ans. | . . | 1 |
| De 50 à 55 ans. | . . | 1 | De 75 à 80 ans. | . . | 1 |
| De 60 à 65 ans. | . . | 1 | Total. . . . . . . | | 4 |
| De 65 à 70 ans. | . . | 1 | | | |
| De 70 à 75 ans. | . . | 1 | | | |
| Total. . . . . . | | 7 | | | |

Si nous examinons les localités, nous retrouverons toujours les mêmes rues atteintes comme dans les mois précédens : rue Vaugirard, 3 décès ; Tournon, 2 ; Cassette, des Canettes, Princesse, Notre-Dame-des-Champs, des Boucheries et du Vieux-Colombier, chacune 1 décès.

Les deux décès de la rue de Tournon ont eu lieu dans la même maison, chez le mari et la femme, vieillards fort âgés ; les autres décès se sont répartis dans chaque localité à proportion égale.

Les professions atteintes donnent lieu aux observations suivantes :

| | | |
|---|---|---|
| Propriétaires. . . | 2 | |
| Employés. . . | 2 | Classe aisée.   7 |
| Rentières. . . | 2 | |
| Religieuse carmélite. | 1 | |

(1) Nous avons été assez heureux pour pouvoir comprendre dans ce travail la mortalité du mois d'août.

Couturière. . . . . . I  
Brocheuse. . . . I  
Indigente. . . . I  
Layetier. . . . . I

Classe pauvre. 4

La marche du choléra-morbus s'est réglée comme il suit :

Dans les 24 heures. . . . . . . 6  
Dans les 48 heures. . . . . . . 3  
Dans les 8 jours. . . . . . . I  
Dans le mois. . . . . . . . I

*École-de-Médecine.*

La mortalité y a été plus prononcée que dans le quartier du Luxembourg, ainsi qu'il résulte de l'analyse suivante :

MOIS D'AOUT, 20 DÉCÈS.

| *Sexe féminin.* | | *Sexe masculin.* | |
|---|---|---|---|
| De oo ans à 5 ans. . . . | 2 | De oo ans à 5 ans. . . . | 3 |
| De 15 à 20 ans. . . . | 1 | De 25 à 30 ans. . . . | I |
| De 25 à 30 ans. . . . | 2 | De 35 à 40 ans. . . . | I |
| De 40 à 40 ans. . . . | 1 | De 40 à 45 ans. . . . | 2 |
| De 50 à 55 ans. . . . | I | De 55 à 60 ans. . . . | I |
| De 55 à 60 ans. . . . | 3 | De 75 à 80 ans. . . . | I |
| De 65 à 70 ans. . . . | I | Total. . . . . . | 9 |
| Total. . . . . . | I I | | |

Dans ce nombre, l'enfance y figure pour 5 décès; les autres se répartissent comme il est dit plus haut.

Les rues Saint-André, École-de-Médecine, et Dauphine, comptent chacune 3 décès; celles de la Harpe, Monsieur-le-Prince et Poupée, 2 décès; quai des Augustins, rues Pavée, du Cimetière, du Pont-de-Lodi et Jardinet, chacune 1 décès.

Il n'y a eu dans ces localités qu'un décès par chaque maison.

Les professions ouvrières donnent 16 décès, tandis que la classe aisée n'en présente que 5.

La terminaison du choléra-morbus s'est réglée de la manière suivante :

| | |
|---|---:|
| Dans les 12 heures. . . . . . . | 4 |
| Dans les 24 heures. . . . . . . | 7 |
| Dans les 48 heures. . . . . . . | 3 |
| Dans les 3 jours. . . . . . . | 1 |
| Dans les 4 jours. . . . . . . | 1 |
| Dans les 6 jours. . . . . . . | 1 |
| Dans les 8 jours. . . . . . . | 1 |
| Dans les 17 jours. . . . . . . | 1 |
| Dans les 40 jours. . . . . . . | 1 |
| | 20 |

### Quartier de la Sorbonne.

La mortalité cholérique s'y est maintenue très élevée en proportion des autres quartiers.

#### MOIS D'AOUT, 20 DÉCÈS.

| Sexe masculin. | | Sexe féminin. | |
|---|---:|---|---:|
| De 00 ans à 5 ans. . . . | 7 | De 00 ans à 5 ans. . . . | 2 |
| De 20 à 25 ans. . . . | 1 | De 35 à 40 ans. . . . | 1 |
| De 45 à 50 ans. . . . | 2 | De 45 à 50 ans. . . . | 1 |
| De 55 à 60 ans. . . . | 1 | De 55 à 60 ans. . . . | 1 |
| De 70 à 75 ans. . . . | 1 | De 60 à 63 ans. . . . | 2 |
| Total. . . . . . | 12 | De 70 à 75 ans. . . . | 1 |
| | | | 8 |

Dans ces 20 décès, 9 appartiennent à l'enfance, répartis, ainsi qu'il suit : 4 jours, 8 jours, 13 jours, 1 mois, 3 mois, 7 mois, 17 mois, 2 ans; les autres décès atteignent un âge plus avancé.

La rue Saint-Jacques compte 6 décès, celle de la Harpe, 4; les rues Saint-Hyacinthe et du Petit-Pont, 2; celles Sorbonne, Neuve-des-Poirées, Mathurins, Saint-Séverin, des Prêtres-Saint-Severin, et des Grés, chacune 1 décès.

Ces décès se sont répartis à nombre égal dans 20 maisons du quartier.

Dans les professions atteintes, 12 décès appartiennent à

la classe pauvre; les 8 autres sont placés dans une classe un peu moins malheureuse.

Dans sa marche, la mortalité a offert les différences suivantes :

| | |
|---|---|
| Dans les 12 heures. . . . . . . . | 8 décès. |
| Dans les 48 heures. . . . . . . . | 4 |
| Dans les 3 jours. . . . . . . . | 4 |
| Dans les 4 jours. . . . . . . . | 2 |
| Dans les 6 jours. . . . . . . . | 1 |
| Dans les 17 jours. . . . . . . . | 1 |
| | 20 |

### Palais de Justice.

MOIS D'AOUT, 4 DÉCÈS.

| Sexe masculin. | | Sexe féminin. | |
|---|---|---|---|
| De 15 ans à 20 ans. . . . | 1 | De 30 ans à 35 ans. . . . | 1 |
| De 45 à 50 ans. . . . | 1 | De 55 à 60 ans. . . . | 1 |
| Total. . . . . . . | 2 | Total. . . . . . | 2 |

Ces quatre décès appartiennent à la classe pauvre, ils se sont répartis dans 4 maisons différentes du quartier situées : cour Lamoignon, salle Neuve du Palais-de-Justice, quai des Orfèvres et de l'Horloge. Les 2 décès du sexe masculin ont eu lieu dans les 12 premières heures de l'invasion de la maladie; les 2 autres après 2 et 6 jours d'invasion.

Si nous comparons la mortalité non cholérique de 1832 à celle de 1831, nous trouvons par un rapprochement singulier le même chiffre dans le total des décès, répartis ainsi qu'il suit dans les quatre quartiers du XIᵉ arrondissement.

| En 1832. | | En 1831. (1) | |
|---|---|---|---|
| Luxembourg. . . | 33 | Luxembourg. . . | 47 |
| Ecole-de-Médecine. | 30 | Ecole-de-Médecine. | 13 |
| Sorbonne. . . . | 20 | Sorbonne. . . . | 17 |
| Palais-de-Justice. . | 7 | Palais-de-Justice. . | 13 |
| | 90 | | 90 |

(1) Les décès des autres années offrent à peu de chose près les mêmes chiffres.

Les 55 décès cholériques de 1832 qui forment l'excédant, donnent les résultats statistiques que nous avons déjà signalés.

---

Dans nos recherches sur la statistique de la mortalité du choléra-morbus à Paris, nous avons fait tous nos efforts pour nous acquitter de cette mission difficile avec le plus d'exactitude possible. Nous ne savons si nous avons réussi; nous soumettons notre travail à la sagacité et aux lumières des hommes de l'art, dans l'espérance qu'ils daigneront au moins encourager la philanthropie qui nous anime.

La nature, le siège du choléra-morbus nous étant aussi inconnus que ses causes premières, nous avons dû porter notre attention sur les causes déterminantes qui agissent les unes : sur le système cutané, comme les bivouacs, l'humidité, le froid, le chaud; les autres, sur l'estomac et les intestins, tels que les alimens et les boissons de mauvaise qualité, les excès, les privations; sur les poumons, comme les émanations de substances végétales, animales en décomposition; sur le cerveau, comme les émotions morales, la peur, etc.

Certaines causes prédisposantes paraissent, dans un grand nombre de cas, avoir déterminé l'invasion du choléra-morbus, surtout lorsque les personnes atteintes étaient déjà sous l'influence pernicieuse de lésions morbides plus ou moins graves; ce rapprochement nous a paru fort utile à faire pour la médecine pratique, en même temps qu'il doit rassurer les consciences timorées sur le danger d'une invasion subite du choléra-morbus, chez les personnes ayant l'habitude de suivre un bon régime diététique et hygiénique et jouissant habituellement d'une parfaite santé.

Ces observations nous ont paru assez importantes pour mériter un examen particulier dans chacun des quartiers du XI⁰ arrondissement; dans cette exposition faite avec impartialité et dégagée de tout système préconnu, nous avons voulu arriver à fournir à la science médicale des documens utiles et consciencieux ; nous ne savons si nous avons atteint le but que nous nous proposions, mais les sources auxquelles nous avons puisé reposent sur la vérité et l'exactitude des faits signalés, puisque nous étions nous-même chargé, comme médecin légiste expert, d'explorer avec la plus scrupuleuse attention tous les cadavres dont nous avions à constater la mort.

Pour rendre ces recherches plus faciles, nous avons adopté cinq classes différentes, dans lesquelles nous exposons les causes prédisposantes et les maladies qui se sont compliquées avec le choléra-morbus.

La première classe comprend les personnes malheureuses et indigentes, ayant, avant l'invasion de l'épidémie, une santé débile, prédisposées par leur situation sociale, à contracter toutes les maladies provenant de la misère, de la malpropreté, de travaux pénibles, de l'accumulation dans des habitations sales et étroites, d'hommes mal vêtus ou mal nourris ; et enfin les personnes atteintes d'un affaiblissement sénil.

### Quartier du Luxembourg.

Dans cette première classe, nous comptons. . 171 déc.

La deuxième classe désigne les personnes ayant la vicieuse habitude des excès, des écarts de régime et d'abuser de liqueurs fortes. . . . . 55

A la troisième classe se trouve les individus qui étaient atteints, avant l'invasion du choléra-morbus, d'affections catarrhales plus ou moins intenses et anciennes. . . . . . . 50

Dans la quatrième classe, nous y avons compris les personnes affectées de gastrites ou d'entérites plus ou moins intenses. . . . . . . 25

Enfin, dans la cinquième classe, les individus

*A reporter.* . . . . 301 déc.

*Report.* . . . . . 3o1 déc.

qui paraissaient jouir, antérieurement à l'épidémie, d'une parfaite santé et chez lesquels on n'avait reconnu aucune cause déterminante appréciable. . . . . . . . . . . . . . . . 18

Total. . . . . . 3i9

Dans ce travail ne sont pas compris les décès des hôpitaux, les renseignemens ne nous ayant point été fournis.

### *Quartier de l'École-de-Médecine.*

La première classe comprend . . . 94
La deuxième . . . . . . . . . 33
La troisième . . . . . . . . . 26
La quatrième. . . . . . . . . 29
La cinquième. . . . . . . . . 18

Total . . . . . . . . 200

### *Quartier de la Sorbonne.*

La première classe compte. . . . . 70
La deuxième . , . . . . . . . 48
La troisième . . . . . . . . . 23
La quatrième. . . . . . . . . 9
La cinquième. . . . . . . . . 8

Total . . . . . . . i58

### *Quartier du Palais-de-Justice.*

La première classse s'est élevée à. . 16 décès.
La deuxième. . . . . . . . . . 7
La troisième. . . . . . . . . 3
La quatrième. . . . . . . . . 2
La cinquième. . . . . . . . . 2

3o

Dans les décès à domicile des mois de mai, juin, juillet et août suivans, le résultat n'est pas le même que pour le mois d'avril, relativement aux causes prédisposantes, les complications avec d'autres lésions morbides ayant été plus fréquentes.

Une observation générale faite par beaucoup de nos confrères, surtout par notre honorable collègue M. Colombe qui vient de publier un opuscule fort intéressant sur l'épidémie régnante, c'est que presque toujours une diarrhée plus ou moins intense a précédé l'invasion du choléra-morbus.

Pour bien apprécier l'ensemble de la mortalité examinée dans les diverses époques de la vie pendant les mois d'avril, mai, juin et juillet, nous avons établi cinq principales divisions des âges, offrant de suite le degré de la mortalité considérée dans l'enfance, l'adolescence, l'âge viril, l'âge mûr, et celui de la décroissance ou vieillesse.

*Mortalité dans l'enfance, de 00 à 15 ans.*

| | | |
|---|---|---|
| Quartier du Luxembourg : | Sexe masc. | 35 |
| | Sexe fém. | 44 |
| Quartier de l'Ecole-de-Médecine : | Sexe masc. | 30 |
| | Sexe fém. | 25 |
| Quartier de la Sorbonne : | Sexe masc. | 25 |
| | Sexe fém. | 19 |
| Quartier du Palais-de-Justice : | Sexe masc. | 6 |
| | Sexe fém. | 2 |

186

*Mortalité dans l'adolescence, de 15 à 30 ans.*

| | | |
|---|---|---|
| Quartier du Luxembourg : | Sexe masc. | 11 |
| | Sexe fém. | 25 |
| Quartier de l'Ecole-de-Médecine : | Sexe masc. | 17 |
| | Sexe fém. | 25 |
| Quartier de la Sorbonne : | Sexe mas. | 21 |
| | Sexe fém. | 16 |
| Quartier du Palais-de-Justice : | Sexe masc. | 2 |
| | Sexe fém. | 0 |

117

A reporter. . . . . 223

Report. . . . . 223

*Mortalité dans l'âge viril, de 30 à 45 ans.*

| | | |
|---|---|---|
| Quartier du Luxembourg : | Sexe masc. | 54 |
| | Sexe fém. | 49 |
| Quartier de l'Ecole-de-Mé-decine : | Sexe masc. | 28 |
| | Sexe fém. | 39 |
| Quartier de la Sorbonne : | Sexe mas. | 28 |
| | Sexe fém. | 26 |
| Quartier du Palais-de-Jus-tice : | Sexe masc. | 7 |
| | Sexe fém. | 7 |

238

*Mortalité de l'âge mûr, de 45 à 60 ans.*

| | | |
|---|---|---|
| Quartier du Luxembourg : | Sexe mas. | 46 |
| | Sexe fém. | 53 |
| Quartier de l'Ecole-de-Mé-decine : | Sexe masc. | 29 |
| | Sexe fém. | 52 |
| Quartier de la Sorbonne : | Sexe masc. | 32 |
| | Sexe fém. | 42 |
| Quartier du Palais-de-Jus-tice : | Sexe masc. | 5 |
| | Sexe fém. | 6 |

265

*Mortalité dans l'âge de la décroissance, de 60 à 85 ans.*

| | | |
|---|---|---|
| Quartier du Luxembourg : | Sexe masc. | 58 |
| | Sexe fém. | 106 |
| Quartier de l'Ecole-de-Mé-decine. | Sexe masc. | 35 |
| | Sexe fém. | 62 |
| Quartier de la Sorbonne : | Sexe masc. | 25 |
| | Sexe fém. | 41 |
| Quartier du Palais-de-Jus-tice : | Sexe masc. | 10 |
| | Sexe fém. | 4 |

341

Total général des décès cholériques pendant les mois d'avril, mai, juin et juillet.     1147

Nous n'avons pu nous procurer les décès des hôpi-

Report. . . . . 1147

taux pendant les mois de mai, juin et juillet; mais nous les portons par approximation d'après les renseignemens fournis en avril, à. . . . . . . . . 53

Ce qui fait un total de. . . . . . . . . . . . 1200

décès sur une population de 50,636 habitans. Le sexe masculin compte 504 décès sur une population de 25,012 habitans. Le sexe féminin donne 643 décès sur une population de 25,624 habitans. — Proportion :

Décès masculins : . . . 20 $\frac{154}{1000}$ sur 1000 habitans.

Décès féminins : . . . 25 $\frac{94}{1000}$ sur 1000 habitans.

De l'exposition succincte que nous venons de présenter sur la mortalité dans le XI<sup>e</sup> arrondissement pendant l'invasion du choléra-morbus, nous sommes arrivé à proclamer cette triste vérité, que beaucoup de médecins se sont trop hâtés de se prononcer dans une maladie sur laquelle, il faut l'avouer, nous n'avons pu encore acquérir que des données superficielles.

Où réside la cause du choléra-morbus? Est-ce dans l'air, dans les émanations terrestres, dans les influences atmosphériques? Qui pourrait l'indiquer? Comment cette cause agit-elle? Est-ce en surexcitant les organes intérieurs des cavités splanchniques? Est-ce en altérant le sang? Qui pourrait résoudre cette dernière question, d'une manière satisfaisante et positive?

Dans un tel état d'ignorance, comment vouloir établir des règles positives, poser des principes immuables, indiquer un traitement thérapeutique uniforme, sans tomber dans de palpables contradictions et compromettre l'art de guérir.

Tout ce que nous savons, c'est que la maladie est nouvelle pour nous, redoutable dans ses effets, ignorée dans ses causes et ses modes d'agir; il faut du temps, des étu-

4.

des, des recherches variées, les efforts de populations nombreuses et attentives pour que nous puissions espé-rer d'arriver à des connaissances positives et utiles sur les moyens de la prévenir et de la guérir.

Bannissons donc en observateurs prudens toute idée préconnue, et cherchons à poser quelques faits, fruits d'une expérience acquise par l'étude des localités, courte pour l'humanité qui en a souffert, et pour la science mé-dicale qui n'en a encore retiré jusqu'à présent que des con-naissances bien élémentaires.

Nous avons aussi constaté que, dans le plus grand nombre des cas, le choléra-morbus s'est annoncé par une diarrhée plus ou moins longue, et qui a été presque toujours un des plus constans symptômes précurseurs de l'invasion.

Les personnes sujettes aux dérangemens de digestion, aux entérites, dont les organes se troublent facilement, ont été de préférence attaquées du choléra-morbus.

Comme nous le démontre notre travail statistique, le choléra-morbus a quelquefois éclaté chez des personnes fort bien portantes, mais c'était à la suite d'un écart de régime, de l'usage immodéré d'alimens de pénibles digestions, tels que fruits non mûrs, lait aigri ou de mauvaises bois-sons, comme le vin ou la bière en fermentation.

Un régime sévère, l'abstinence de boissons trop exci-tantes ou à la glace, d'alimens indigestes, qui même dans des temps ordinaires ne conviennent pas à notre estomac, l'attention d'entretenir à la peau une douce et salutaire transpiration, une habitation saine et bien aérée, une tranquillité d'esprit parfaite en évitant toute émotion un peu vive, sont les véritables moyens thérapeutiques et préservatifs du choléra-morbus. Comme le dit le docteur Foy, l'un des médecins envoyés en Pologne, dans son *histoire médicale du choléra-morbus de Paris,* au lieu de ces leçons sur le choléra-morbus, envoyées chaque matin par

les journaux, on aurait agi d'une manière plus convenable en donnant ces sages et utiles conseils :

« Le choléra-morbus vient d'éclater à Paris; que ceux
« qui ont de bonnes habitudes ne s'en écartent pas; que
« ceux qui en ont de mauvaises se hâtent de les changer;
« que, par prudence, enfin, on appelle son médecin à la
« première indisposition, et la maladie perdra prompte-
« ment de son intensité. »

Nos recherches prouvent que l'invasion de cette épidémie et par suite la mortalité, ont augmenté soit dans le
nombre des malades, soit dans la quantité des décès,
principalement les *lundi*, *mardi* et *mercredi*, et cela à cause
des excès auxquels se livre la population ouvrière le *dimanche* et le *lundi*. Une observation générale, c'est que les
changemens survenus dans la température n'ont agi que
faiblement sur le développement du choléra-morbus, sans
même en excepter la récrudescence que nous venons d'é-
prouver dans le mois de juillet; ainsi il s'est manifesté avec
les mêmes caractères sous toutes les latitudes, dans toutes
les saisons et avec les températures les plus différentes,
constantes ou variables.

Nous pourrions ici avancer cette opinion: que la maladie cessera aussitôt qu'elle ne trouvera plus de sujets
disposés à la recevoir; cet heureux et avantageux résultat,
nous l'obtiendrons, nous nous plaisons à le répéter, toutes
les fois que nous serons assez prudens pour suivre un régime hygiénique et diététique sévère, convenable à notre
tempérament et à notre constitution.

Dans les temps ordinaires de mortalité, nous n'avons
pas rencontré de maladies que l'on dût attribuer à certaines professions; *la misère*, chez la classe malheureuse
en a *été la cause la plus ordinaire*; à cet égard nos observations sont d'accord avec celles *pleines d'intérêt de notre
honorable confrère, le docteur Villermé*, sur la mortalité

des divers quartiers de Paris, où il démontre fort judicieusement que la longévité se trouve bien moins en raison de la salubrité qu'en rapport avec l'aisance.

Après le rapport historique fort remarquable de *M. Henry Boulay de la Meurthe* sur les travaux de la commission sanitaire du quartier du Luxembourg et les soins prodigués aux nombreux cholériques par le bureau de secours de Saint-Sulpice, où il démontre les immenses services rendus à la société par les médecins et les élèves en médecine, qui ont concouru avec un zèle si empressé à un service fort pénible, nous avons cru devoir nous borner exclusivement à présenter des réflexions médicales fort succinctes, objet constant et spécial de nos études sur ce terrible fléau qui disparaît enfin de notre capitale, les améliorations importantes obtenues de l'administration supérieure, en ayant sans doute diminué ou arrêté l'intensité.

Cette gestion, toute de philanthropie, a puissamment démontré l'utilité de ces secours à domicile le plus souvent préférés à ceux que les indigens recevaient dans les hôpitaux. En effet, ces derniers asyles de souffrance conviennent plus spécialement aux individus isolés ou dans un état de misère tel qu'ils n'ont, autour d'eux, aucun moyen de soulagement. Les besoins de l'espèce humaine ne sont pas renfermés dans les limites des choses utiles à l'entretien de la vie; l'homme moral a ses nécessités comme l'homme physique. Les hôpitaux offrent au corps, dans l'état de souffrance, des secours efficaces, mais l'âme n'y retrouve pas les douces émotions d'une amitié compatissante, cette piété de famille qui endort les maux, soutient le courage et rend la résignation plus facile: c'est surtout pour les jeunes enfans que le toit paternel est protecteur de leurs infirmités; aussi, parmi ceux qui ont été attaqués, bien peu de mères se sont résignées à les confier aux hôpitaux; et malgré le nombre très considérable des enfans qui ont été malades par suite du choléra-morbus et qui ont succombé dans notre arrondissement, nous ne comptons, d'après le relevé des décès dans les hôpitaux, qui nous a été remis par la bienveillante intervention de M. Trebuchet, chef de bureau sanitaire à la préfecture de police, qu'un seul enfant mort à l'hospice des enfans malades, appartenant au XI⁰ arrondissement. Dans notre carrière de médecin, nous avons souvent trouvé, dans les classes inférieures, des sentimens de bienveillance réciproque, honorables pour l'humanité; mais c'est particulièrement dans cette malheureuse circonstance, que le cri de la reconnaissance des malades échappés au fléau destructeur du choléra-morbus, pour les soins qui leur ont été prodigués avec tant de désintéressement, ne s'est pas ralenti : admirable prévoyance de la nature et douce récompense pour les amis de l'humanité qui ont pu être utiles à leurs semblables, dans ces momens de calamité publique!

Dans aucune ville, nous ne rencontrons, plus qu'à Paris, des matériaux de tout genre, disponibles pour le développement d'une maladie épidémique. A côté de cette influence fâcheuse, se trouve aussi tous les moyens propres à éteindre ou à diminuer de beaucoup cette pernicieuse constitution médicale; les observations météorologiques sont recueillies chaque jour avec une très grande exactitude; des praticiens distingués font insérer dans les journaux de médecine le résumé des maladies qu'ils ont observés pendant la durée de chaque année; les médecins des principaux hôpitaux ou hospices, publient, à des intervalles assez rapprochés, le tableau des résultats obtenus par les diverses médications : c'est cependant au milieu de cette richesse de faits, avec cette multitude de moyens thérapeutiques, que le choléra-morbus est venu nous surprendre.

Tous les corps animés sont soumis plus ou moins à l'influence des saisons, tous sont diversement modifiés, non-seulement par la température, mais aussi par la constitution météorologique de chacune des périodes principales de l'année. Cette influence des vicissitudes atmosphériques, sur le corps humain, quoique ignorée dans le développement du choléra-morbus, mérite néanmoins d'être examinée avec soin dans cette circonstance.

Ce grand problème des constitutions médicales ne pourra être résolu que lorsque, indépendamment de tous les phénomènes atmosphériques, on saura apprécier avec exactitude et certitude toutes les autres conditions au milieu desquelles est venu se développer le choléra-morbus : comme le genre de vie, de nourriture, les occupations diverses, les logemens, les professions, les influences morales des habitans; qu'on cherchera ensuite à spécifier la part que peut avoir chacune de ces conditions dans le développement, la marche, les progrès et la terminaison de ces sortes d'affections morbides.

A Paris, l'invasion du choléra-morbus a eu lieu le 27 mars 1832, sous une température froide, avec un vent *nord-est* soufflant avec force : c'est, en général, la constitution habituelle de l'atmosphère dans le mois de mars et même d'avril; la récrudescence s'est manifestée, au contraire, sous l'influence du *sud-ouest*, qui ensuite est passé au *nord-est*.

Les premiers ravages du choléra-morbus ont porté sur la classe la plus malheureuse, dans des quartiers très malsains et peu aérés; c'est sans doute en partie à cette cause que nous devons attribuer l'effrayante mortalité des premiers temps de l'épidémie, et en partie aussi au peu de succès des médications, qui actuellement nous devons nous empresser de le proclamer, offrent des résultats beaucoup plus satisfaisans pour la guérison du choléra-morbus.

En examinant avec attention nos tableaux statistiques de mortalité, les rues les plus maltraitées ont été généralement celles habitées par des ouvriers que l'on entasse dans des chambres basses, sans air, où règne une odeur repoussante; celles remplies de ces hôtels garnis où l'on loge à la journée, réceptacles impurs des vices et de la misère. Que peut faire une médecine, même la mieux entendue, contre de pareilles causes de mort? Comment rendre à la santé des êtres depuis si long-temps affaiblis, altérés et sans force de réaction contre un principe morbide dont la violence tue alors même qu'il agit sur des organes sains? Les émotions diverses qu'a éprouvées le peuple par ces bruits d'empoisonnemens qui ont si malheureusement excité ses passions, ce découragement total, cet abattement morne et profond, cette terreur qui a succédé et qui se lisait sur tous les visages, ont dû nécessairement avoir une influence et un pouvoir surnaturels pour aggraver notre position, et rendre conséquemment la médecine trop souvent impuissante malgré tous ses efforts.

En général, sous toutes les conditions, l'âge le moins avancé a été une garantie de succès soit dans le traitement du choléra-morbus, soit eu égard au rapport de la mortalité; dans notre arrondissement, nous n'avons pas obtenu ce résultat, comme le démontre notre travail statistique; nous avons vu beaucoup d'enfans en bas âge présentant des symptômes cholériques, mourir après quelques heures de cris continuels arrachés par des crampes et des douleurs abominables; en remarquant toutefois que chez le plus grand nombre d'entre eux, la teinte de la face et des extrémités était moins foncée, les rides de la peau moins prononcées; la réaction s'accompagnait souvent d'une congestion vers le cerveau, et la plupart succombaient dans les convulsions.

Les rapports des commissions sanitaires et les observations judicieuses qu'ils contiennent, fruits de connaissances spéciales et d'investigations pénibles, démontrent que beauconp d'habitations ont le plus grand besoin d'être continuellement l'objet d'une surveillance spéciale sous le rapport de la salubrité; dans ces circonstances, cette investigation ne doit pas se rallentir soit de la part des commissions sanitaires, soit de celle de l'autorité chargée de veiller à l'exécution des ordonnances de police sur cette partie importante de la santé publique. Lorsqu'on pense, que sur une surface de terrein de sept lieues au plus de circonférence, vivent près de 800,000 habitans, on se persuadera la nécessité de la plus grande surveillance. De l'entassement de ces maisons et de leur excessive élévation, il résulte que le soleil ne pénètre que peu de temps dans quelques rues, qu'imparfaitement dans d'autres, et jamais dans la plupart, et que dans les rez-de-chaussées, on est encore dans l'obscurité, lorsque le soleil est déjà fort avancé sur l'horizon.

Cette privation des rayons du soleil occasionne l'humidité de la ville, et donne lieu par suite à la grande quantité de boue qui tapisse les rues, deux motifs essentiels de l'insalubrité de Paris.

Les médecins qui ont observé l'épidémie auront vu que les individus, qui par état restent dans des lieux bas et obscurs, comme les portiers, les cordonniers, les blanchisseuses, les journaliers et autres ouvriers, les personnes même qui, quoique dans l'aisance, habitent les rez-de-chaussées, des rues étroites et sombres, ont été spécialement les victimes du choléra-morbus, ainsi que démontrent évidemment nos observations particulières; cette influence désastreuse de l'obscurité prolongée sur le corps humain, s'est fait principalement sentir dans notre arrondissement sur les enfans habitant des endroits bas et humides, comme

les arrière-boutiques et rez-de-chaussées. Aussi devons-
nous desirer que dans les constructions nouvelles, on sur-
veille avec plus de soin les loges des portiers et qu'elles
soient plus convenablement établies et proportionnées
autant que possible dans les quartiers populeux, au nombre
d'individus qu'elles doivent contenir.

L'influence des professions sur la salubrité nous a four-
ni quelques différences sous le rapport de la mortalité
pendant l'invasion du choléra-morbus; mais ces différences
se rapportent le plus spécialement à l'état de misère,
comme nous l'avons déjà dit; néanmoins l'influence meur-
trière de certaines professions est positive, souvent
même elle ne se borne pas exclusivement aux personnes
qui les exercent. Nous avons signalé certaines odeurs et
vapeurs de tout genre qui s'élèvent d'un grand nombre
de fabriques ou d'ateliers; elles portent sur les habitations
voisines leur action incommode et pernicieuse, et c'est là
sans doute, une des causes principales de l'impureté de
l'air qu'on respire dans certaines rues, là où l'on devrait
au contraire, respirer un air salubre et sain. A quel prix
n'achetons-nous pas souvent les avantages de la vie sociale,
et combien d'individus qui exploitent certaines branches
d'industrie ont été victimes de leurs professions. Bien
convaincu que l'intérêt particulier doit toujours être subor-
donné à l'intérêt général, loi première et fondamentale de
toute association politique, nous appelons sur cet objet
toute la philanthropique attention de l'administration.

Une vérité incontestable, c'est que l'intempérance et
les irrégularités de tout genre dans le régime, chez la
classe ouvrière comme chez la classe aisée de la société,
ont été les deux causes principales du développement de
la mortalité; les journaliers ou hommes de peine, se livrant
aux travaux les plus durs, et aggravant leur position déjà
malheureuse, par l'usage d'une nourriture souvent insuf-

fisante ou des liqueurs alcooliques, ont été spécialement atteints par le choléra-morbus ; en général, très peu de ces malheureux arrivent à un âge avancé, ils sont bientôt usés, énervés par de pénibles travaux, et ils meurent d'apoplexie et d'autres lésions organiques.

Dans cette classe de la société, nous voyons une multitude d'individus languir exerçant des professions sédentaires, tels que cordonniers, tailleurs, portiers, couturières et blanchisseuses ; c'est surtout chez eux que nous avons observé une mortalité plus élevée : habitant la semaine entière des lieux obscurs et resserrés, et respirant un air impur, ces ouvriers recherchent la campagne avec une avidité toute particulière ; le dimanche est à peine arrivé, que chacun s'échappe de sa maison, comme pour éviter un supplice, et se dirige vers les lieux qui lui permettent de prendre de l'exercice en plein air, cette détermination à laquelle l'instinct prend d'abord plus de part que le raisonnement, aurait pour le délassement du corps et le renouvellement des forces, le résultat le plus heureux si, dans l'endroit où l'on cherche un air pur et des mouvemens libres, on ne rencontrait des cabarets et des guinguettes qui font malheureusement oublier la première destination de la promenade, et d'où l'on ne sort communément que dans un état plus funeste par ses suites que celui auquel on espérait remédier en fuyant Paris.

La condition des ouvriers et celles des gens que la fortune a favorisés laissent entre elles un intervalle assez remarquable, comme le prouve notre travail sur la mortalité considérée dans les diverses professions ; c'est aux médecins et à l'autorité chargée de l'exécution des lois relatives à l'hygiène publique, à prémunir les ouvriers contre les dangers de l'intempérance, et à leur faire apprécier les avantages immenses d'un régime modéré et d'un exercice en plein air, surtout pour leurs enfans qui sont assez sou-

vent trop sédentaires, et qui réclament cependant les doux
effets de l'insolation et des exercices appropriés à leur âge.

Pour arriver aux conclusions suivantes, nous n'avons
pas pensé que des informations prises de porte en porte,
dans toute l'étendue de l'arrondissement, pouvaient nous
donner des résultats satisfaisans et positifs; à chaque personne à laquelle nous nous serions adressé, on aurait
trouvé l'erreur, l'oubli et l'intérêt particulier en disposition
soit de cacher le mal, soit de l'exagérer; cette observation
s'applique surtout au recensement de la mortalité qu'on
aurait pu faire dans ces localités; des renseignemens obtenus par cette voie, nous le répétons, ne pouvaient qu'être
fautifs; aussi avons-nous négligé cette manière de procéder
par enquête de portiers; nous avons puisé nos documens
à des sources plus authentiques; les registres des bureaux
de secours, des mairies, des hôpitaux et les vérifications
légales des décès dont nous avions préalablement fait un
catalogue complet, où en regard de chaque nom, outre
lescirconstances relatées, nous avions ordinairement con-
signé des observations particulières sur l'aisance, la pauvreté, les habitudes hygiéniques et les circonstances
ayant précédé la mort de chaque personne décédée du
choléra-morbus, observations toujours faites par nous-
même sur les lieux et au pied du lit mortuaire, tels sont
les documens sur lesquels ce travail a été établi.

La connaissance exacte que nous avons de l'arrondissement et les fonctions de médecin légiste que nous exerçons
depuis onze années, donnent à ce répertoire qui nous a
coûté beaucoup de démarches et de soins, un caractère
entièrement officiel.

### RÉSUMÉ.

Un tiers environ de la population du XIe arrondissement
a été plus ou moins malade de l'épidémie régnante. Sur ce

nombre près d'un quart a succombé par suite de cette maladie.

La classe pauvre de la société a eu la moitié de sa population atteinte par le choléra-morbus.

La classe au contraire qui vit dans l'aisance ou du moins dans un état au-dessus du besoin, n'a compté qu'environ la sixième partie de sa population.

D'un côté, un moral sans force, pusillanime et facile à s'abattre, de l'autre les excès, ont été les causes prédisposantes du choléra-morbus.

On ne peut dire que les grandes variations dans la température aient été une cause constante qui ait prédisposé au choléra; les observations recueillies soit en Pologne, en Russie, à Vienne, en Hongrie, en Angleterre et en France, ne donnent pas des résultats tellement positifs pour qu'on puisse en conclure qu'un accroissement très sensible dans la maladie épidémique, se faisait toujours apercevoir lorsque la rigueur de la température devenait plus grande, le choléra-morbus s'étant développé simultanément sur les régions européennes dans les saisons les plus opposées.

Nous avons trouvé dans les tableaux de la mortalité des âges, par périodes de 5 en 5 ans, des différences énormes entre les diverses époques de la vie : ainsi l'âge de 15 à 20 ans se trouve être l'époque la plus faible de la mortalité; depuis 20 ans jusqu'à 80 ans, la mortalité s'est au contraire élevée davantage. Dans la première époque, l'enfance considérée jusqu'à 5 ans a donné un chiffre très élevé; cette élévation a pour cause principale la faiblesse de l'âge, au moment où l'existence commence, et ensuite l'époque ou elle finit; aussi remarquons-nous cette même faiblesse à partir de l'âge de 55 à 85 ans.

Ce résultat indique que la faiblesse de l'âge, considérée soit dans l'enfance, soit dans la décroissance de la vie,

constitue véritablement une prédisposition à l'invasion du
choléra-morbus. En général l'état de faiblesse de la constitution, dans les diverses périodes de l'existence, ainsi
qu'une lésion organique préexistante, sont aussi des causes
prédisposantes au choléra.

Nous avons suffisamment démontré les résultats fu-
nestes de l'intempérance, pour faire apprécier les immenses
avantages qu'on retire, dans tous les temps, de la sobriété
et d'une hygiène diététique bien entendue; les commu-
nautés, les institutions des deux sexes qui sont fort nombreuses dans le XI$^e$ arrondissement et les casernes où il
existe un genre de vie régulier, viennent témoigner en
faveur du principe que nous avançons.

Dans la durée de la maladie, nous avons observé deux
périodes bien distinctes; l'une croissante, l'autre décrois-
sante. Dans la première sa durée ordinaire a été de 24
heures; dans la deuxième elle s'est étendue depuis deux
jours jusqu'à quinze jours et plus; aussi les époques où
les décès ont été les plus nombreux étaient celles en même
temps où ils étaient les plus prompts, comme nous le dé-
montrons dans nos tableaux statistiques indiquant la terminaison plus ou moins prompte de l'épidémie.

Les prédispositions au choléra-morbus arrivent par
des excès dans tous les genres. Ainsi, excès de nourriture, excès de boisson, défaut de nourriture, mauvaise habitation, excès de travail peuvent conduire très facilement
quoique par un chemin différent à cette maladie. Mais l'ouvrier, même exerçant une profession laborieuse et pénible
en plein air, s'il vit avec sobriété, s'il évite avec soin les
excès que nous venons de désigner, si en un mot, il sait
maintenir l'équilibre de tous les organes par les précautions qu'il doit regarder en tous les temps comme règle
d'un conduite sage: cet ouvrier, et nous l'avançons sans
crainte, quoique travaillant en plein air, quoique fatiguant

beaucoup, n'aura à redouter l'épidémie que comme un soldat qui va au feu et tombe frappé d'une balle; était-il en son pouvoir, par des précautions salutaires de se garantir du coup qui l'a frappé ?

Il est difficile, au surplus, de donner d'une manière fort exacte les rapports de la mortalité avec les diverses professions classées suivant leur mode principal d'action; ce travail qui comporterait des recherches immenses, demanderait une étude toute particulière et un temps très long, et fournirait souvent des résultats erronés; aussi nous sommes-nous contenté d'exposer les principaux faits et les considérations générales qui ressortent naturellement de la lecture de nos tableaux statistiques des professions; vouloir dans cette occurrence trop prouver, c'est s'exposer à tomber dans de graves erreurs; en médecine surtout, il faut tout attendre d'une longue observation et d'expériences répétées avec persévérance pour arriver à établir des principes immuables, si cela nous est jamais possible.

L'insalubrité des habitations a été suivant nous une des causes les plus actives de prédisposition au choléra-morbus, et ce n'est point exagérer en avançant, que la mortalité a été au moins une fois plus forte dans les habitations insalubres que dans celles tenues avec propreté.

Il a été aussi suffisamment démontré que l'indigence et l'insalubrité, étant deux causes prédisposantes marchant ensemble, il est tout naturel d'appliquer à la première ce que nous avons dit de la seconde.

La question de la contagion se trouve tellement résolue par la négative, que nous avons jugé inutile d'en démontrer l'évidence, elle ressort naturellement des faits nombreux déjà exposés dans nos tableaux de la mortalité considérée dans chaque maison.

FIN.